AF464666

Dr Lucien LÉVY

# DU TRAITEMENT

DE LA

# Chorée de Sydenham



PAR

# l'Arsenic associé aux corps gras

LYON
A. STORCK & Cie, ÉDITEURS
8, rue de la Méditerranée
1899

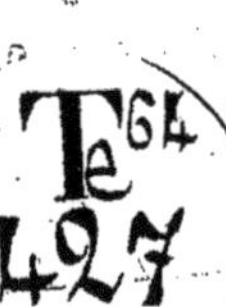

Dr Lucien LÉVY

# DU TRAITEMENT

DE LA

# Chorée de Sydenham

PAR

# l'Arsenic associé aux corps gras



LYON
A. STORCK & Cie, ÉDITEURS
8, rue de la Méditerranée
—
1899

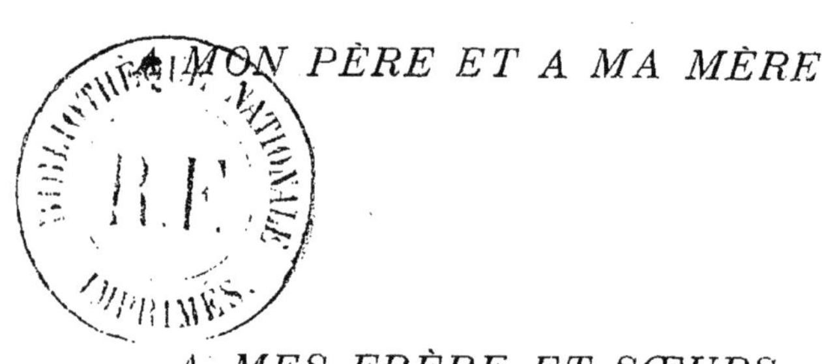


*A MON PÈRE ET A MA MÈRE*

*A MES FRÈRE ET SŒURS*

*Je dédie ces quelques pages.*

*A MON PRÉSIDENT DE THÈSE*

*Monsieur le Professeur HUGOUNENQ*

*A Monsieur le Professeur agrégé WEILL*

Médecin des hôpitaux

*Ce travail marque la fin de notre scolarité médicale. Nous sommes heureux d'en saisir l'occasion pour acquitter publiquement les dettes de reconnaissance que nous avons contractées au cours de nos études.*

*A M. le Professeur agrégé Weill revient l'idée première de notre thèse. C'est à lui qu'iront tout d'abord nos bien sincères remerciements pour l'amabilité avec laquelle il nous a toujours reçu et pour la façon si bienveillante dont il nous a prodigué ses conseils éclairés. Pendant un an, nous avons suivi avec un intérêt tout particulier l'enseignement clinique du maître et nous tenons à dire ici que c'est à lui que nous devons la meilleure partie de notre modeste bagage scientifique.*

*Nous avons à cœur d'adresser à M. le Professeur Hugounenq l'expression de notre vive gratitude. Si nous avons pu faire œuvre personnelle, c'est uniquement à son obligeance que nous le devons. En son laboratoire de l'Institut de chimie, nous avons pu faire, sous sa haute direction, les recherches toxicologiques que comportait notre sujet. Il nous a accueilli avec une simplicité qui nous a vivement touché, et, par sa sollicitude de tous les instants, nous a grandement facilité notre tâche. Aujourd'hui, il nous fait l'insigne honneur d'accepter la présidence de notre thèse. Qu'il daigne recevoir ici l'hommage de notre profond dévouement.*

*Enfin, que ceux de nos chefs de l'École du Service de santé militaire qui, durant ces trois années, nous ont donné des marques d'intérêt, soient assurés de notre respectueuse reconnaissance.*

*L. L.*

---

# INTRODUCTION ET PLAN

Notre but, dans ce travail, n'est pas de discuter sur la valeur de l'arsenic dans le traitement de la chorée, ni surtout de comparer la médication arsenicale à toutes celles qui l'ont précédée, et dont quelques-unes se disputent encore à l'heure actuelle les suffrages des praticiens. Cette étude historique a déjà été faite mainte et mainte fois et, pour être complète, nous entraînerait bien loin, sans rien ajouter d'intéressant au point particulier que nous voulons établir. Nous estimons donc, avec la plupart des maîtres les plus compétents, que l'arsenic est, sinon le médicament idéal, du moins un des meilleurs à employer contre la chorée, et nous n'essaierons pas de prêter à cette donnée, purement empirique, l'apparence d'une valeur scientifique.

Mais si la grande majorité des auteurs est unanime à louer les bons effets de l'arsenic dans la chorée, son opinion est tout aussi formelle quand il s'agit de déplorer les inconvénients et même les dangers inhérents à cette médication. Ces complications, à notre sens, lui ont même porté grand préjudice, à telle enseigne que M. le professeur agrégé Weill nous conseillait, il y a un an à peine, dans une de ses leçons cliniques, de commencer toujours à traiter nos choréiques par l'antipyrine et de n'employer l'arsenic qu'en cas d'échec, comme ressource ultime, mais à peu près certaine.

En somme, à l'heure actuelle la question est la suivante : la médication arsenicale est la meilleure contre la chorée ; mais la difficulté de son application en rend l'usage restreint aux seuls cas où l'antipyrine a échoué.

Sur les conseils de M. le professeur agrégé Weill, nous avons recherché si, sur le terrain thérapeutique, nous ne pourrions pas utiliser les recherches physiologiques faites sur les propriétés de l'arsenic incorporé à des corps gras. Nous ne pouvions choisir de meilleur sujet d'étude que le traitement de la chorée par l'arsenic à hautes doses. C'est cet essai thérapeutique qui constitue le fond même de cette thèse, puisque nous n'avons trouvé, au cours de nos recherches bibliographiques, aucune tentative analogue.

Nous avons divisé notre travail de la façon suivante : Dans un premier chapitre, nous examinons et critiquons le traitement arsenical de la chorée ; cette critique porte elle-même sur trois points : sur le traitement par la liqueur de Boudin, telle qu'on l'employait il y a seulement quelques années ; sur le traitement par la liqueur de Fowler, qui actuellement réalise à l'étranger, d'une façon exclusive, la médication arsenicale de la chorée ; enfin, sur le traitement par la liqueur de Boudin à doses massives, préconisé depuis quelque temps par M. le docteur Comby dans différentes publications personnelles et dans la thèse de son élève Del Pozo, mis en pratique pendant deux années consécutives dans le service de

M. le professeur agrégé Weill. Cette dernière critique sera appuyée par une statistique établie par nous d'après les observations du docteur Comby et de M. le professeur agrégé Weill que nous avons pu consulter.

Cette première partie de notre thèse devrait, semble-t-il, être immédiatement suivie de l'étude de la médication qui fait l'objet même de ce travail. Mais, nous pensons qu'il serait prématuré d'entrer dans le détail d'un traitement avant d'avoir fait connaissance avec les éléments qui serviront à le constituer; aussi, notre second chapitre sera-t-il consacré à l'étude du beurre arsenical: nous en ferons un historique sommaire, et nous en aborderons la physiologie en nous basant sur les travaux de Chapuis et sur nos recherches personnelles.

Enfin, nous terminerons en exposant dans un troisième chapitre la méthode que préconise M. le professeur agrégé Weill. Nous indiquerons là la préparation, le mode d'administration du beurre arsenical, la façon dont se comporte la chorée au cours de la médication: en un mot, nous donnerons les résultats obtenus. Ce chapitre, d'ailleurs, sera suivi des observations des dix-neuf malades que nous avons vu traiter durant le cours de cette année.

---

# CHAPITRE PREMIER

## CRITIQUE DES DIFFÉRENTES MÉDICATIONS ARSENICALES DE LA CHORÉE

*Sommaire.* — I. La liqueur de Boudin à doses élevées, mais lentement ascendantes; accidents fréquents.

II. La liqueur de Fowler : α) troubles gastro-intestinaux; β) intoxication plus profonde (pigmentations, névrites).

III. La liqueur de Boudin suivant la méthode du Dr Comby : α) pénibles précautions préliminaires; β) fréquence des troubles digestifs; γ) possibilité d'une intoxication plus grave (fièvre, éruptions, paralysies).

Nous serons assez bref en ce qui concerne l'emploi qu'on fit de la liqueur de Boudin avant l'année 1896, où le Dr Comby institua sa nouvelle méthode.

La thèse de Cougnot (Paris, 1895), inspirée par M. le professeur agrégé Marfan, contient l'exposé de la médication préconisée à cette époque. Avec ses maîtres, l'auteur place l'arsenic au premier rang dans le traitement de la chorée; il se rend également très bien compte que les fortes doses d'arsenic sont seules véritablement actives. Cette donnée, d'ailleurs, était acquise depuis un certain temps déjà : Pomel, élève de Fr. Siredey, disait dans son travail inaugural, en 1879 : « Il est à peu près certain que si l'arsenic est, dans tous les cas, un excellent médicament contre la chorée, on ne profite de tous ses avantages que lorsqu'on l'administre à doses massives, ainsi que le voulaient Aran, Veuns et d'autres médecins étrangers, et ainsi que Boudin avait coutume de le faire pour combattre les fièvres intermittentes. »

Aussi Cougnot prescrit-il l'arsenic de la façon suivante : Il arrive aux doses de 35 et même 40 grammes de liqueur de Boudin ; mais, étant donnés les dangers qu'entraîne l'arsenic employé d'une façon aussi intensive, il opère de la manière suivante : chez les enfants de huit à dix ans, il commence par 4 grammes de liqueur de Boudin incorporée à un julep gommeux ; il donne une cuillerée à bouche toutes les deux heures et il augmente de 2 grammes tous les deux jours ; chez les enfants de plus de dix ans, on débute à 6 grammes et chaque augmentation est de 3 grammes.

Telle est la méthode : elle a une action efficace sur la chorée, mais elle n'est pas exempte d'inconvénients. L'irritation du tube gastro-intestinal et les différents signes d'intoxication apparaissent très souvent : c'est ainsi que sur les huit observations que donne le

Dr Cougnot à l'appui du traitement qu'il propose, cinq fois nous notons des accidents ; voici d'ailleurs, résumés, les cinq cas que nous avons en vue :

Obs. 1. — Quand on atteint 30 grammes de liqueur de Boudin, vomissements et légère élévation de température qui cèdent à la descente immédiate de la dose.

Obs. 2. — A 22 grammes, pendant qu'on abaisse les doses, malaise, céphalalgie, vomissements.

Obs. 3. — On avait atteint 25 grammes ; mais on est forcé d'arrêter l'ascension parce qu'il s'est produit de la diarrhée et des nausées.

Obs. 4. — Après avoir administré 18 grammes, apparaissent les vomissements.

Obs. 5. — A 13 grammes, l'enfant a trois selles diarrhéiques jaunes. Réapparition de la diarrhée à 23 grammes; elle persiste deux jours.

Dans les trois cas qui sont restés indemnes de complications, la médication fut incomplète. Dans le premier cas, on n'a été que jusqu'à 24 grammes de liqueur de Boudin; dans le deuxième cas on a administré 29 grammes; dans le troisième enfin, on n'a pas dépassé la dose de 14 grammes.

C'est qu'en effet le Dr Cougnot, tout en attribuant aux vomissements la valeur d'un véritable régulateur physiologique, se voit forcé de suspendre sa médication à leur apparition; c'est ce qui explique les variations considérables qu'il apporte dans la durée du traitement : alors que parfois il cesse l'administration de l'arsenic au bout de dix jours, il lui arrive d'attendre trente-trois jours, quand son traitement a été complet.

Nous n'insisterons pas davantage sur cette critique, que nous n'avons faite que pour être complet : elle a déjà été entreprise par le Dr Del Pozo dans sa thèse; il a fait à ce traitement le reproche d'être trop long; nous avons voulu seulement faire remarquer que le long temps que dure son application n'exclut pas les dangers qui lui sont inhérents.

Il serait rationnel de faire suivre cette première partie des considérations dans lesquelles nous voulons entrer au sujet de la méthode du Dr Comby. Mais aucun enseignement ne ressortirait de ce rapprochement, et, comme nous nous proposons d'insister particulièrement sur ce point, nous le reporterons à la fin de ce chapitre, le faisant précéder de la critique du traitement de la chorée par la liqueur de Fowler.

Le traitement par la liqueur de Fowler, tel qu'il est employé à l'étranger, comporte une série d'inconvénients et même de dangers. On utilise des doses élevées d'arsenic; voici en effet, la posologie adoptée en général : on débute par IV à V gouttes de liqueur de Fowler, et on augmente graduellement jusqu'à XII à XV gouttes par jour. Chaque dose est administrée en plusieurs fois, le plus souvent trois fois par jour. L'action curative sur la chorée est manifeste : toutes les observations que nous avons examinées à ce sujet en témoignent. Mais, malheureusement, elles sont tout aussi concordantes pour mettre en lumière les nombreux incidents du traitement ; l'irritation gastro-intestinale et tous les symptômes par lesquels elle se traduit sont la règle : nausées, vomissements surtout, diarrhée, coliques ; les éruptions arsenicales sont même assez souvent notées, indices d'une intoxication plus profonde encore. En présence de pareils faits, le praticien est désarmé et il doit momentanément perdre de vue l'affection qu'il se proposait de guérir, pour traiter les accidents dont il est inconsciemment l'auteur et pour en prévenir le retour. Mais un tel but est difficile à atteindre ; nous n'en voulons pour preuve que l'absence d'une règle fixe, uniforme ; on va désormais à tâtons et le nombre seul des moyens qu'on préconise est bien fait pour montrer le peu d'efficacité de chacun d'eux.

C'est ainsi que dans la séance du 12 janvier 1897 de la *Philadelphia pediatric Society*, le Dr Morris-J. Lewis, qui emploie exclusivement la liqueur de Fowler dans le traitement de la chorée et qui la considère comme le médicament de choix, est forcé d'admettre que bien souvent l'arsenic n'est pas supporté, et alors, en présence des signes d'intolérance tels que l'œdème des paupières, l'irritation gastro-intestinale, il s'arrête, il revient aux doses prescrites une semaine auparavant pour les accroître de nouveau, jusqu'à ce que la même intolérance se manifeste. Il se borne donc à renouveler ses tentatives jusqu'à ce qu'il arrive à la guérison.

Le Dr Cohen, dans la même séance, discute cette ligne de conduite et la trouve insuffisante ; il pense qu'il vaut mieux cesser brusquement le remède en cas d'intolérance que de le supprimer graduellement.

Dans un rapport lu à la *Birkenhead medical Society* (*Lancet,* 22 janvier 1898) sur le traitement arsenical par la liqueur de Fowler à hautes doses, M. H. Laird Pearson insiste particulièrement sur la surveillance des malades; on doit les maintenir au lit, et, s'il survient des vomissements, comme c'est la règle générale, il faut absolument suspendre le traitement pendant un minimum de quarante-huit heures.

Le D^r^ Sutherland, à propos d'un cas de névrite arsenicale du D^r^ Colman que nous rapportons plus loin, affirme à la *Clinical Society of London* que, dans sa pratique, dès l'apparition des symptômes gastriques, il cesse brusquement le traitement et le D^r^ Bevor, passant en revue ces différentes conduites, conclut que jamais il ne faudra imposer l'arsenic avec obstination : la plus grande prudence devra être observée si on veut éviter les désastres.

Telles sont les précautions dont il faut s'entourer quand on emploie la liqueur de Fowler. En somme, c'est l'apparition des troubles digestifs qui règle la continuation ou la cessation du traitement. La médication serait déjà défectueuse si l'arsenic, bornant ses effets toxiques au seul tube gastro-intestinal, ne produisait jamais que des désordres de ce genre. Malheureusement, il en est bien autrement encore, car l'intoxication peut pénétrer plus avant dans l'organisme, sans qu'il soit possible de s'en apercevoir à temps. Nous avons en vue ici les pigmentations cutanées, les névrites, les paralysies. Celles-ci surviennent de différentes façons. Elles peuvent compliquer un traitement qui n'a provoqué ni nausées, ni vomissements. L'unique symptôme toxique est d'emblée très grave, d'autant plus que rien ne permet de le prévoir, le signe d'une intoxication imminente manquant dans ces cas; c'est ce qui est arrivé dans l'observation de John Adams que nous citons plus loin.

C'est peut-être là une éventualité assez rare; vu le nombre restreint de faits analogues relevés par nous, nous ne nous prononcerons pas à cet égard. Mais, voyons ce qui se passe le plus souvent: ou bien on n'a que des troubles digestifs qui, grâce à la cessation du traitement, ne seront suivis d'aucun autre, et nous retombons dans le cas envisagé plus haut; ou bien, ils seront les premiers d'une série à venir : si parfois les phénomènes morbides dont nous parlons leur succéderont à assez brève échéance pour être constatés pendant que le sujet est encore en observation, souvent ils ne se manifesteront que longtemps après, alors qu'on avait perdu de vue le malade, qu'on lui avait permis le retour à la vie normale et que l'on pouvait espérer avoir obtenu un résultat définitif.

A un autre point de vue, il semblerait que l'intensité des accidents gastro-intestinaux doive être en raison directe de l'intoxication et qu'elle puisse servir, en quelque sorte, de criterium ; or, il n'en est rien, car ici intervient l'idiosyncrasie des sujets vis-à-vis de l'arsenic: tel trouble gastrique léger sera suivi dans un délai variable d'accidents redoutables alors que des symptômes inquiétants du côté des voies digestives n'entraîneront aucune complication ultérieure. La sagacité du clinicien s'exercerait en vain dans ces cas : le problème est au-dessus de nos moyens d'investigation.

Nous jugeons ces considérations suffisantes pour montrer les dangers de l'emploi de hautes doses de liqueur de Fowler dans la chorée ; nous les ferons suivre des observations que nous avons trouvées à ce sujet dans les diverses publications étrangères.

## OBSERVATION 6

Wyss (*Correspondenz Blatt für Schweitzer Aerzte*, 1890, p. 473).
Sur un cas de pigmentation arsenicale.

Émilie K..., douze ans, entre le 2 mai 1888, pour une chorée, à l'hôpital des enfants, à Zurich. Depuis quelque temps, la malade éprouvait parfois des maux de tête et ressentait une légère excitation nerveuse. Trois semaines avant son entrée, elle présentait quelques mouvements ; mais, la maladie n'est réellement constituée que depuis quatre jours. A l'entrée, on constate que l'enfant, bien développée pour son âge, est légèrement anémique, et présente au cœur de légers souffles.

On prescrit III gouttes de liqueur de Fowler par jour et on augmente d'une goutte tous les trois jours.

Le 19 juin, on atteignait le maximum des gouttes d'arsenic, c'est-à-dire qu'on donne, en trois fois par jour, XV gouttes, de la solution précédente. On réduit alors peu à peu le nombre de gouttes en en supprimant une tous les deux jours. Sensible amélioration de la chorée.

Du 10 au 12 juin, on remarque pour la première fois chez la malade une coloration brunâtre de la peau qui s'accentue de jour en jour. Tout d'abord, nous pensâmes qu'elle était due au soleil parce que la malade se tenait toute la journée sous une vérandah. Mais, lorsque nous examinâmes la chose de plus près, toute la surface de la peau, même dans les parties recouvertes par les vêtements, et malgré des bains fréquents, nous apparut d'une coloration jaune brun sale. La coloration était moins intense aux extrémités inférieures : elle manquait presque totalement sur le dos des pieds. Elle ne manquait d'une façon absolue qu'à la plante des pieds. Elle était un peu plus prononcée qu'ailleurs sur la figure, particulièrement sur le dos du nez, sur les paupières, surtout sur les paupières inférieures, vers l'angle interne de l'œil. Elle recouvrait le cou, jusqu'à la clavicule en avant, et gagnait en arrière jusqu'au-dessous de l'oreille externe et de la nuque. Sur la poitrine, la pigmentation se présentait le plus intense à l'aréole du mamelon. La coloration de la peau du ventre était d'intensité moyenne, plus accentuée cependant sur les côtés, et en quelques points bien circonscrits et bien déterminés.

La coloration est moins intense dans le dos où elle atteint son maximum au niveau de l'angle de l'omoplate. Les aisselles et leur voisinage sont foncés, ainsi que les régions inguinale et périnéale. La pigmentation est à peu près aussi nette sur les membres que sur le tronc. Elle est plus forte sur le côté d'extension des coudes où, des deux côtés de l'olécrane, on trouve deux bandes s'éclaircissant vers les côtés, larges d'un doigt et parallèles à l'axe du bras. Sur les côtés du creux poplité également, on trouve deux bandes brun noirâtre, larges de 2 à 3 cent. 1/2. Aux deux mains, la coloration est aussi plus nette sur le côté de l'extension. La surface de flexion des doigts est particulièrement pigmentée.

En différents endroits, on constate une rougeur diffuse de la peau, particulièrement à la figure, sur les tempes, le front et les joues. Çà et là, il y a une légère desquamation épidermique. C'est une exfoliation légère constatée surtout à la figure, aux plis de flexion des doigts et dans leurs interstices. Elle est très intense dans la paume de la main et à la plante des pieds. On ne trouve nulle part sur les muqueuses visibles, c'est-à-dire sur la conjonctive, sur la voûte palatine, de telles pigmentations. *Jamais on n'a noté le plus léger trouble digestif.* Diurèse normale. Pas d'albumine, pas d'élévation de température. De juin à juillet, l'intensité de la pigmentation resta la même, et, comme la chorée était guérie, la malade quitte l'hôpital le 13 juillet. Dans les temps qui suivirent, la pigmentation disparut à peu près complètement ; de sorte que, même dans les points qui avaient été plus particulièrement atteints, tels que les creux axillaires et poplités, on ne trouvait plus rien.

## OBSERVATION 7

SEMPLE (A.). Sur un cas de chorée traitée par l'arsenic et suivi de paralysie et de pigmentation de la peau (*Lancet*, 1890, t. I, p. 1300).

J... Charles, six ans, entre à l'hôpital le 11 janvier pour une chorée. Les mouvements sont intenses et affectent la face et les membres, sans prédominance unilatérale. Pas de rhumatismes. On note au cœur un léger souffle systolique. Père rhumatisant.

On institue le traitement par la liqueur de Fowler; on commence par 3 minims et on augmente graduellement jusqu'à 10 minims; les doses sont prises en trois fois par jour. Au bout de deux semaines, les mouvements choréiques avaient fort diminué.

Le 13 février, la température qui jusque-là avait été normale s'élève à 101° F. en même temps que le malade se plaignait de léger malaise et d'anorexie. On cesse l'administration du médicament et les symptômes d'intoxication disparaissent. Quelques jours plus tard, on constate de la faiblesse dans le bras droit et dans les deux jambes. Aucun trouble digestif ne se produisant, on reprend l'arsenic le 26 mars et on en donne 4 minims par jour en trois fois. Après plusieurs jours, on remarque l'apparition de taches brun foncé sur la peau, particulièrement à l'aisselle, derrière le cou, et à la surface des creux poplités. On suspend alors de nouveau la liqueur de Fowler. Il y avait, à cette époque, paralysie marquée des deux jambes, affectant principalement les extenseurs des pieds et des orteils; pas d'exagération des réflexes rotuliens; réaction de dégénérescence très nette au niveau des muscles extenseurs, qui ne répondent plus à l'excitation du courant faradique, mais bien à celle du courant galvanique. On constate une atrophie notable des membres inférieurs ; du côté des membres supérieurs, rien d'anormal, sinon une légère faiblesse au bras droit. Il n'y avait de paralysie sur aucune autre partie du corps. On traita ces accidents par l'iodure de potassium à petites doses et le massage.

*27 avril.* — Les taches pigmentées ont presque complètement disparu et la paralysie est en voie de guérison. La réaction de dégénérescence est moins marquée. Les muscles réagissent légèrement au courant faradique. La démarche à cette époque est celle que l'on observe dans les névrites périphériques, les orteils tombant flasques et s'accrochant au sol alors que les talons sont anormalement soulevés ; le 26 mars au contraire, la démarche était en tout point comparable à celle qui se rencontre au cours de l'ataxie locomotrice, les jambes étaient alors soulevées et projetées en avant avec une incoordination marquée : le malade avait les plus grandes difficultés à pivoter sur lui-même.

## OBSERVATION 8

Bokai. Trois cas de zona thoracique au cours du traitement de la chorée par l'arsenic (*Jahrbuch für Kinderheilkunde*, 1884).

Hermine S...., neuf ans, entre le 16 mai 1881 à l'hôpital avec tous les symptômes de la chorée de Sydenham. Les mouvements existaient déjà depuis quelques semaines, mais depuis quelque temps, ils ont augmenté au point de troubler continuellement la malade dans ses occupations. Pas de rhumatisme articulaire antérieur à la chorée, au dire des parents. Les mouvements involontaires sont assez violents et s'observent surtout aux extrémités. Rien d'anormal au cœur.

On administre la liqueur de Fowler de la façon suivante : on commence par III gouttes par jour puis on augmente quotidiennement la dose d'une goutte jusqu'à ce qu'on atteigne VIII gouttes ; on diminue alors d'une goutte tous les trois jours jusqu'à ce qu'on arrive à III gouttes. Les mouvements choréiques diminuèrent considérablement pendant le traitement arsenical, au cours duquel on ne nota pas le moindre phénomène d'intoxication. Pendant la quatrième semaine de son séjour à l'hôpital, la malade présente une rougeur diffuse de la peau qui recouvre le thorax. Au trentième jour, apparaît un herpès zoster pectoro-dorsal. L'éruption en ceinture se développe du côté des côtes droites ; elle est constituée par de nombreuses petites vésicules rassemblées par groupes et atteignant en avant la ligne médiane. Au septième jour de l'éruption, les vésicules se dessèchent complètement de sorte que la malade, complètement guérie de sa chorée, quitte l'hôpital quarante-deux jours après son entrée. Pendant les derniers jours, on donne des bains tièdes à la malade. Elle avait absorbé 157 gouttes de liqueur de Fowler.

## OBSERVATION 9

Catherine R..., dix ans, entre le 17 novembre 1882 à l'hôpital pour une chorée de Sydenham. Le début de l'affection remonte à quelques jours seulement. Pas de rhumatisme articulaire dans les antécédents héréditaires et personnels. Les mouvements involontaires sont assez intenses ; ils sont surtout marqués dans la moitié gauche du visage et dans les membres gauches. On administre la liqueur de Fowler de la même façon que précédemment. Elle est bien supportée et l'on constate, au cours de ce traitement, une sédation notable des mouvements choréiques.

Dans les derniers jours de décembre, apparaît une conjonctivite de moyenne intensité, et le 4 janvier herpès zoster assez douloureux localisé aux dernières côtes droites. L'arsenic est supprimé pour n'être repris qu'après le dessèchement des vésicules de zona. La malade sort le 15 janvier 1883, complètement guérie. Elle avait absorbé, jusqu'à l'apparition du zona, 250 gouttes de liqueur de Fowler.

### OBSERVATION 10

Emma A..., dix ans, entre le 10 octobre 1882 à l'hôpital des enfants, avec une chorée de moyenne intensité. L'affection remonte à trois jours. Les mouvements sont également marqués à la face et dans les membres sans tendance unilatérale. Rien au cœur.

On institue le traitement habituel et on le poursuit jusqu'au 3 décembre; la malade ne présente plus que des traces insignifiantes de chorée. On supprime alors le traitement et on donne encore quelques bains tièdes.

Le 30 décembre apparaît un zona pectoro-dorsal qui, au dire de la mère, existe depuis plusieurs jours déjà.

L'éruption est particulièrement intense dans la région inférieure de la moitié gauche du thorax. Son apparition fut accompagnée de douleurs intenses. Les vésicules sont flasques et contiennent un liquide jaune. Entre elles, on en trouve quatre ou cinq grosses comme une lentille et ressemblant au pemphigus. Elles sont également flasques et leur contenu a une couleur jaune sale. Toutes ces vésicules étaient complètement desséchées vers les premiers jours de janvier. La malade avait absorbé 320 gouttes de liqueur de Fowler.

L'auteur fait suivre ces observations d'un commentaire dans lequel il discute ces trois cas, et où il établit, d'après l'histoire clinique de ces malades, l'absence de rapports pathogéniques entre le zona et la chorée; dans ses conclusions, il met très catégoriquement cet accident sur le compte du traitement arsenical.

## OBSERVATION 11

Barrs. (*British medical Journal*, 4 février 1893, p. 239, *Clinical Society of Manchester*) (résumée).

Il s'agit d'un garçon de quinze ans atteint d'une chorée restée un mois sans traitement et qui est devenue intense. Pendant deux mois, l'enfant reçoit par jour XVIII gouttes de liqueur arsenicale. Il éprouve une série de troubles digestifs, nausées, vomissements, diarrhée. On est forcé de suspendre le traitement parce que l'on constate de la paralysie des jambes, des bras et des muscles du tronc ; il y a atrophie des parties atteintes, abolition des réflexes. Les réactions électriques sont très affaiblies. Il y a une amélioration notable à la sortie du malade, mais pas encore retour à l'état normal. L'auteur conclut à une névrite.

## OBSERVATION 12

Railton. Névrite périphérique due à l'emploi de l'arsenic. (*Clinical Society of Manchester. Bristish medical Journal.* 4 novembre 1893, p. 996) (résumée).

Il s'agit d'une petite fille de dix ans traitée par la solution de Fowler pour une chorée datant de trois mois. En trois semaines, la chorée était guérie. Pendant vingt et un jours, la malade a absorbé en liqueur arsenicale la valeur de 6 gr. 3/4 d'acide arsénieux. Durant tout le cours du traitement, elle eut tous les symptômes de l'embarras gastro-intestinal. Deux jours après la cessation du traitement, et les jours suivants, s'établit une paralysie des membres inférieurs. En même temps, douleur augmentée par la pression. Exagération des réflexes. Abolition des contractions faradiques dans les muscles des jambes. On arrive à guérir la malade de sa névrite.

## OBSERVATION 13

JOHN-A. ADAMS. Névrite survenue pendant le traitement de la chorée par l'arsenic (*Lancet*, 1894, p. 332) (résumée).

Petite fille de sept ans entre à l'hôpital d'Halifax le 25 septembre 1893 pour une chorée intense datant de deux semaines. Traitement par la liqueur de Fowler. Au bout de trois semaines, guérison de la chorée sans qu'on ait remarqué le moindre symptôme d'intoxication du côté de l'appareil digestif. A la cessation du traitement, douleurs dans les jambes, sensation de pesanteur. On constate de la parésie et l'abolition des réflexes. Un ou deux jours après, les membres supérieurs sont atteints de la même manière.

La température atteint 99° Fahrenheit et 100° le soir, un jour jusqu'à 120°. Au bout de trois semaines de traitement, guérison.

Dans ce cas, le point intéressant est l'apparition d'une névrite périphérique sans qu'on ait observé pendant le traitement aucun symptôme d'intoxication arsenicale.

## OBSERVATION 14

ALFRED STENGEL. Névrite arsenicale au cours du traitement de la chorée. (*The Philadelphia pediatric Society*, 12 janvier 1897; *Archives of Pediatrics*, mars 1897, p. 183).

Jeune garçon, cinq ans. Pas d'antécédents héréditaires ; a eu des convulsions, la coqueluche, la fièvre typhoïde (février 1896).

Tempérament nerveux. Entré le 29 juillet 1896 pour une première atteinte de chorée datant de quinze jours.

Traitement : III gouttes de liqueur de Fowler, trois fois par jour. Amélioration. Le 20 août il va bien. Il a pris jusqu'à X gouttes, trois fois par jour (total XXX) ; on s'est arrêté devant les signes d'intolérance. Le 23 septembre on s'aperçoit qu'il traîne les pieds ; il accuse des douleurs dans les jambes. Il entre à l'hôpital le 28. Le 1er octobre, on remarque qu'il ne peut pas se tenir debout et qu'il a des mouvements ataxiques. Sensibilité conservée; légère atrophie des jambes, réflexes rotuliens exagérés. Pendant deux mois il fait des progrès pour la marche. Le 4 décembre rechute de la chorée ; quinine à doses progressives, puis bromure de potassium. Le 5 janvier, grande amélioration de la chorée. Faradisation ; les extenseurs des jambes et des pieds ne répondent pas à l'excitation; légère atrophie surtout à droite.

## OBSERVATION 15

Carew Webb (*Bradford medico-chirurgical Society, Lancet*, 23 janvier 1897, p. 245).

Le Dr Carew Webb présente un cas de névrite périphérique au cours d'une chorée traitée par l'arsenic. Il s'agit d'une fillette âgée de huit ans; huit mois auparavant, elle subit le traitement arsenical pendant un mois et obtint une amélioration ; trois mois après, récidive de la chorée ; six minims de liqueur arsenicale furent administrés trois fois par jour et on alla en augmentant pendant dix à douze jours. Après trois semaines, elle était parfaitement guérie de sa chorée. Elle revient au bout d'une semaine, incapable de marcher seule, les mains et les pieds tombent flasques ; il y a perte de sensibilité dans tout le domaine du nerf médian. Les réflexes sont abolis.

On ne constate aucun autre symptôme d'intoxication arsenicale si ce n'est de légers vomissements pendant un jour. Dans ce cas, le traitement a été d'une faible utilité.

## OBSERVATION 16

Dr Edward-B. Schreiber (*Annales of Gynecology and Pediatry*, février 1898). Névrite arsenicale ayant succédé au traitement de la chorée par la liqueur de Fowler.

Fille de dix ans, observée le 17 avril 1897 pour une chorée généralisée, avec prédominance aux bras; troubles du langage, anémie. On prescrit V gouttes de liqueur de Fowler avec augmentation graduelle jusqu'à XII gouttes par jour. Le 1er mai, on revient à V gouttes, à cause de quelques symptômes d'intolérance. Dans le courant du mois, l'enfant n'est pas suivie, et l'on ignore la dose du médicament. Il est probable toutefois qu'il n'a pas été pris moins de 7 cent. cubes et plus de 14 cent. cubes du 17 avril au 5 juin. Parents nerveux. L'enfant a eu la rougeole, la scarlatine, la varicelle, la coqueluche; pas de rhumatisme.

Début de la chorée en avril 1895; on retire l'enfant de l'école; guérison en août. Récidive en mars 1896, traitée au dispensaire en avril. La malade se plaint de faiblesse dans les bras et surtout les jambes; douleurs épigastriques depuis plusieurs semaines, vomissements, diarrhée. Peu de jours avant son entrée, douleurs dans les jambes qui étaient gonflées et froides. Taches de pigmentation aux aisselles, épaules, nuque, abdomen, périnée, région poplitée. Anémie, souffle vasculaire au cou. Réflexes rotulien et plantaire abolis, diminution de la sensibilité aux jambes; atrophie musculaire des membres inférieurs, paralysie, marche impossible.

Le 26 juin, la contractilité faradique manque dans le quadriceps crural et les muscles des jambes ; contractilité faible. Amélioration graduelle. Quand elle sort de l'hôpital le 14 octobre 1896, les réactions électriques ne sont pas encore normales ; mais il n'y a plus de pigmentation.

## OBSERVATION 17

Dr Colman (*British medical Journal. Clinical Society of London*, 22 janvier 1898). Névrite périphérique due à l'arsenic.).

Petite fille de douze ans, admise à l'hôpital de Queen Square en décembre 1897. Son histoire est la suivante : Du 27 septembre au 28 octobre, dans un autre hôpital, elle fut traitée pour une chorée. On lui administrait 15 minims de liqueur de Fowler par jour, en trois fois. Le traitement dut être suspendu six jours à cause d'un embarras gastrique.

Elle sortit complètement guérie, en apparence du moins. Le 10 novembre. elle se plaignait de faiblesse et de fourmillements dans les jambes. Quand elle fut admise à Queen Square, on trouva une paralysie presque complète de tous les muscles extenseurs qui de la jambe se rendent aux pieds, avec réaction manifeste de dégénérescence. Les muscles extenseurs de l'avant-bras étaient parésiés ; ils présentaient une diminution de la réaction galvanique, mais sans réaction de dégénérescence. Il n'existait pas de troubles de sensibilité de la peau, mais les muscles étaient douloureux au toucher. Une pigmentation très nette était constatée au cou et aux aines.

Le Dr Colman insiste sur le délai qui eut lieu entre la cessation du traitement arsenical et l'apparition de nouveaux symptômes d'intoxication et conclut que dans le traitement de la chorée, l'administration de doses élevées de liqueur de Fowler n'est pas sans être accompagnée de risques sérieux. Il avait déjà noté plusieurs cas semblables suivis de paralysie ; l'un d'eux même ne fut pas suivi de guérison (1).

Nous allons examiner maintenant les inconvénients du traitement par la liqueur de Boudin à doses rapidement croissantes, tel que le préconise depuis plusieurs années le Dr Comby, tel que l'a employé pendant deux années dans son service M. le professeur agrégé Weill. Mais, avant d'entrer dans la critique, nous devons à la vérité de dire que ce traitement est réellement efficace contre la chorée et qu'il amène, dans la grande majorité des cas, de rapides guérisons. N'est-ce pas en raison même de ces avantages qu'il est intéressant de mettre en lumière les inconvénients auxquels on se heurte, et qu'il convient de mettre le praticien en éveil contre une série d'accidents qui auront pu lui échapper ou lui paraître insignifiants à la lecture des différentes publications où est vantée la médication en question ? C'est là ce que nous allons nous efforcer de faire, de la façon la plus impartiale.

Les inconvénients de la méthode du Dr Comby sont de plusieurs ordres; les uns ne constituent qu'une série de précautions indispensables ; ce ne sont pas à proprement parler des inconvénients, puisqu'on les crée de propos délibéré; mais, quand il s'agit de thérapeutique infantile, nous verrons qu'ils acquièrent une grande importance. Les autres sont des accidents que l'on cherche à éviter et qui sont bien imputables au traitement.

(1) Nous aurions voulu publier une autre observation de névrite arsenicale succédant au traitement de la chorée : Potts (C.-S.). — A case of multiple neuritis caused by arsenic in the treatment of chorea. *Junior M. Mag. Philad*, 1893, 4-VI, p. 469. Il nous a été impossible de nous la procurer.

Les premiers sont des mesures préventives d'une application difficile, les seconds sont des complications gênantes, parfois redoutables. Dans ce second groupe, nous diviserons encore pour plus de clarté, et, pour donner à chaque ordre de faits la valeur qu'il convient de lui attribuer, nous envisagerons ici :

*a*) Tout d'abord les accidents les plus fréquents, ceux que l'institution du traitement entraîne fatalement avec elle ;

*b*) Ensuite, ceux qui sont plus rares et plus graves, d'autant plus redoutables que, non seulement ils peuvent avoir des conséquences désastreuses, mais encore qu'ils ne peuvent être prévus par aucun signe particulier.

1° *Soins préventifs.* — C'est en quelque sorte l'hygiène thérapeutique ; on se rendra bientôt compte que souvent, elle sera très difficile à réaliser. Au premier plan, il faut placer l'observation rigoureuse du régime lacté. Pendant toute la durée du traitement, l'enfant ne devra rien absorber d'autre que du lait, c'est-à-dire pendant un délai de dix jours en moyenne ; or nombre d'enfants supporteront le lait quelque temps, qui deviendront intolérants à son égard avant le douzième jour ; d'autres ne le supporteront même pas du tout. On le donnera à plusieurs reprises dans la journée, mais en particulier, une tasse devra suivre l'ingestion de chaque cuillerée de potion. Il est vrai que dans ce cas, le lait pourra être remplacé au besoin par des bouillons ou des potages clairs. Mais ce sera au détriment du petit malade, puisque : « La diète lactée constitue le régime le plus favorable à la tolérance de la médication arsenicale intensive (1).

Mais le régime lacté seul serait insuffisant : on doit imposer le repos complet au lit. « Je ne manque jamais, dit le docteur Comby (2), d'insister sur le repos absolu au lit; l'enfant ne doit pas se lever. » Ce repos doit même être complété par une sorte d'isolement : « L'enfant, dit le même auteur (3), doit être laissé absolument tranquille; il faut veiller à ce que les camarades, les frères et sœurs, ne troublent pas son repos par leurs cris, leurs jeux, leurs railleries, etc. » Et ailleurs (4) : « On défend à l'entourage de les impressionner par des observations, par des réprimandes ou même par des soins trop empressés. En somme, repos physique et moral aussi complet que possible. »

Enfin, il ne faudra jamais perdre de vue l'âge du sujet soumis au traitement, car les précautions énoncées plus haut seraient vaines si les mêmes doses étaient administrées indistinctement aux enfants de tout âge.

C'est ainsi que le docteur Comby, chez les enfants au-dessous de sept ans, commence par 5 grammes de liqueur de Boudin au lieu de 10 et augmente progressivement jusqu'à 20 ou 25 grammes seulement, alors que chez les autres il débute par 10 grammes et atteint toujours au moins 30 grammes. Nous verrons plus loin que nous n'avons pas à nous inquiéter de cette question d'âge : une de nos observations sera significative à ce

(1) Comby. — *Archives de médecine des Enfants*, avril 1899.

(2) Comby. — *Archives de médecine des Enfants*, avril 1899, p. 211.

(3) Comby. — *Archives de médecine des Enfants*, avril 1899, p. 211.

(4) Comby. — *Médecine Moderne*, 19 août 1896.

sujet. La liqueur de Boudin elle-même n'est pas donnée en nature : elle est incorporée à une potion qui aura pour but de l'affaiblir dans une notable proportion et d'éviter à l'estomac le contact d'un remède par trop irritant. On donne une cuillerée à la fois du mélange.

Nous terminerons cette première partie en faisant remarquer que la prescription de liqueur de Boudin devra être accompagnée de recommandations toutes particulières, car, et c'est un grand reproche que nous lui adressons, ce médicament n'est pas toujours préparé de la même façon. M. le docteur Catrin, en effet, à propos d'un cas de paralysie arsenicale présenté par M. le docteur Comby à la Société médicale des hôpitaux, le 26 juin 1896, s'est exprimé en ces termes: « Il faut tenir compte de la façon dont on prépare la liqueur de Boudin. Autrefois, on n'employait que de l'eau ; actuellement, pour mieux dissoudre, les pharmaciens ajoutent, paraît-il, de l'acide chlorhydrique ; les solutions seraient, dans ces conditions, plus fortes et plus actives. »

2° *Accidents proprement dits.* — Nous envisagerons tout d'abord les plus fréquents, partant les plus intéressants, à savoir les troubles gastro-intestinaux.

Les *nausées* sont de fréquence variable ; parfois même on n'en constate pas, les vomissements survenant dans un certain nombre de cas très brusquement, avec les allures de simples régurgitations nerveuses.

Mais, le plus souvent, l'état nauséeux, d'une durée variable, ne fait que précéder les vomissements. Nous devons cependant rapporter la possibilité de leur existence isolée, si rare qu'elle soit. Sur 7 cas de traitement de chorée par la liqueur de Boudin rapportés par Pomel, 2 fois on n'a observé que des nausées. Le docteur Cougnot, sur ses 8 observations, ne les note également que 2 fois à l'état isolé. Del Pozo sur 30 malades, ne l'a observé qu'une fois, et nous-même, après l'examen de 25 observations de la collection de M. le professeur agrégé Weill, nous ne l'avons pas constaté une seule fois. En somme, ce ne sont là que des faits isolés, rares, et, dans la grande majorité des cas, les nausées précèdent les vomissements, quelquefois pendant un assez long temps, le plus souvent immédiatement.

Les *vomissements* constituent à eux seuls un grave inconvénient de la médication, le plus grave à notre sens, en raison de leur multiplicité et de l'impossibilité où l'on se trouve de prévoir l'époque de leur apparition.

Nous nous arrêterons d'abord sur leur fréquence. L'examen des observations de chorées traitées par cette méthode nous fixera sur ce point. Voici d'abord l'analyse succincte de trente observations recueillies dans le service du Dr Comby et relatées dans la thèse de son élève Del Pozo :

Obs. 18. — B... Jules, onze ans. 230 grammes de liqueur de Boudin en onze jours. On ne note aucun accident.

Obs. 19. — B... Aurore, dix ans. 175 grammes de liqueur de Boudin en dix jours. Rien n'est signalé.

Obs. 20. — M... Juliette, quatorze ans. 274 grammes de liqueur de Boudin en quatorze jours. A 35 grammes, la malade présente des nausées.

Obs. 21. - D... Auguste, neuf ans. 160 grammes de liqueur de Boudin en neuf jours. A la fin du traitement, alors qu'on est redescendu à 10 grammes, apparaissent les vomissements.

Obs. 22. — R... Eugénie, dix ans et demi. 235 grammes de liqueur de Boudin en onze jours. Aucun incident.

Obs. 23. — D... Lucien. 95 grammes de liqueur de Boudin en sept jours. Rien n'est signalé.

Obs. 24. — J... Juliette, sept ans. 235 grammes de liqueur de Boudin en onze jours. Le sixième jour, où on administre 35 grammes, l'enfant est prise de vomissements ; le lendemain, on donne 30 grammes, les vomissements persistent et en même temps la température s'élève à 38°. La dose est progressivement diminuée de 5 grammes par jour; les signes d'embarras gastrique continuent : vomissements, état saburral avec salivation, constipation opiniâtre sans coliques, fièvre oscillant entre 37°,5 et 38°,5.

Obs. 25. — B... Albert. 170 grammes de liqueur de Boudin en neuf jours. A 30 grammes, le sixième jour, l'enfant est pris de vomissements. On diminue alors de 5 grammes par jour les jours suivants. Les vomissements persistent mais on ne dit pas pendant combien de temps.

Obs. 26. — P... Henriette, douze ans. 115 grammes de liqueur de Boudin en sept jours. Le quatrième jour, à 25 grammes, apparaissent les vomissements.

Obs. 27. — B... Mathilde, neuf ans. 340 grammes de liqueur de Boudin en vingt-neuf jours. Il n'y a eu ni nausées, ni vomissements, mais la malade a présenté une *pigmentation arsenicale*. Nous reviendrons plus loin sur ce cas.

Obs. 28. — M... Auguste, huit ans, 115 grammes de liqueur de Boudin en neuf jours. A 15 grammes, quelques vomissements. On augmente la dose qu'on maintient à 20 grammes pendant deux jours après lesquels les vomissements disparaissent.

Obs. 29. — S... Marie, dix ans. Le lendemain de la prescription de la première dose de liqueur de Boudin, l'enfant est prise de vomissements : ceux-ci persistent les jours suivants pour ne s'arrêter qu'à la cessation du médicament.

Obs. 30. — A... Henriette, neuf ans. 170 grammes de liqueur de Boudin en neuf jours. Aucun incident n'est signalé.

Obs. 31. — T... Alice, onze ans. 115 grammes de liqueur de Boudin en sept jours. Aucun incident n'est signalé.

Obs. 32. — G... Marie, onze ans et demi. 115 grammes de liqueur de Boudin en sept jours. Pas d'accident.

Obs. 33. — B... Berthe, onze ans. 170 grammes de liqueur de Boudin en neuf jours. Le dernier jour du traitement, l'enfant présente des vomissements.

Obs. 34. — A... Pierre, dix ans. 170 grammes de liqueur de Boudin en neuf jours. A 30 grammes apparaissent les vomissements. Après huit jours de traitement, l'enfant est pris à nouveau de vomissements.

Obs. 35. — S... Suzanne, huit ans. 105 grammes de liqueur de Boudin en six jours. Rien n'est signalé.

Obs. 36. — B..., Jules, douze ans. 170 grammes de liqueur de Boudin en neuf jours. Le cinquième jour du traitement, (30 grammes), nausées ; le lendemain (25 grammes) et le surlendemain (20 grammes), vomissements.

Obs. 37. — A..., Raymonde, douze ans. 120 grammes de liqueur de Boudin en neuf jours. A 30 grammes, l'enfant est prise de vomissements. Le lendemain, la *température* s'élève à 39°4 et cette hyperthermie s'accompagne d'un état saburral accusé. On supprime l'arsenic : la fièvre tombe immédiatement et après deux jours de suspension, on termine le traitement par 20 grammes en deux jours.

Obs. 38. — A..., Eugénie, neuf ans. 115 grammes de liqueur de Boudin en sept jours. Aucun incident n'est signalé.

Obs. 39. — V..., Louise, cinq ans, 130 grammes de liqueur de Boudin en dix jours. A 25 grammes, l'enfant est prise de vomissements.

Obs. 40. — A..., Henriette, neuf ans et demi. 170 grammes de liqueur de Boudin en neuf jours. A 30 grammes, les vomissements apparaissent.

Obs. 41. — R..., Céleste, dix ans. 195 grammes de liqueur de Boudin en dix jours. A 25 grammes, l'enfant est prise de vomissements.

Obs. 42. — R..., Charlotte, dix ans. 170 grammes de liqueur de Boudin en neuf jours. A 30 grammes apparaissent les vomissements.

Obs. 43. — W..., Jeanne, dix ans. Dès l'entrée, embarras gastrique. La *température* monte à 38°2 et atteint 38°4 le soir. On prescrit néanmoins la liqueur de Boudin, mais le quatrième jour on note 39°. On cesse alors le médicament. La température cède à l'application de draps mouillés ; on ne reprend le traitement qu'après quelques jours de repos. A 10 grammes de liqueur de Boudin, la fièvre s'élève à 39° ;

on supprime le médicament ; les quatre jours qui suivent, l'hyperthermie persiste, dépassant 39° le soir, descendant à 38° le matin ; on donne alors 50 grammes de trional et la température redevient normale.

Obs. 44. — L..., Suzanne, cinq ans, 90 grammes de liqueur de Boudin en huit jours. A 14 grammes, l'enfant est prise de diarrhée qui entraîne la suppression du médicament pendant un jour. On recommence l'administration de l'arsenic aux doses de 16 grammes et 18 grammes. A ce moment la température s'élève à 39° et en même temps, se déclarent des vomissements. Cet embarras gastrique cède rapidement à l'administration d'ipéca et de scammonée, et en trois jours, la température revient à l'état normal.

Obs. 45. — Ch..., Clémence, onze ans et demi. Traitement arsenical incomplet. Guérison incomplète. Rien n'est signalé.

Obs. 46. — A..., Suzanne, neuf ans. 170 grammes de liqueur de Boudin en neuf jours. A 30 grammes aparaissent les vomissements.

Obs. 47. — Le B..., Angèle, neuf ans. 170 grammes de liqueur de Boudin en neuf jours. Aucun signe d'intolérance n'a été observé.

Ainsi, sur trente observations, seize fois les vomissements sont signalés, c'est-à-dire à peu près dans la moitié des cas. C'est déjà une proportion assez considérable ; nous verrons plus loin ce qu'il faut penser de ce chiffre. Pour le moment, nous ferons seulement remarquer qu'il est regrettable que le nombre des vomissements par jour n'ait jamais été signalé; il doit cependant entrer en considération puisque les auteurs qui préconisent ce traitement basent sur la fréquence des accidents la cessation ou la continuation du traitement : « Certains « enfants particulièrement susceptibles, dit Del Pozo, « peuvent présenter rapidement quelques nausées insi- « gnifiantes, ou même un vomissement. Dans ces cas, il « ne faut pas interrompre la prescription du médicament ; « on ne doit véritablement la suspendre que lorsque ces « symptômes revêtent une intensité réelle, que les « vomissements sont répétés à plusieurs reprises dans la « journée et s'accompagnent d'un état saburral prononcé « des voies digestives. »

D'autre part, M. le professeur Filatow (1) s'exprime à ce sujet en ces termes : « L'influence favorable de l'arsenic « sur la maladie même ne peut plus être contestée. Il « arrive toutefois que des doses massives d'arsenic « provoquent des vomissements, de la diarrhée ; il suffira « pour combattre ces accidents de le supprimer pendant « un ou deux jours et puis de diminuer légèrement la « dose. » Or, dans les observations de Del Pozo, nous ne notons la cessation de la médication que dans les observations 29, 37 et 44. Dans tous les autres cas, quand les vomissements arrivaient au sommet de la courbe du médicament, on diminuait les doses de 5 grammes par jour, comme on l'eût fait s'il n'y avait pas eu de complication ; quand ils survenaient pendant la période ascensionnelle, on augmentait néanmoins les doses (observations 11, 24). Nous concluons donc que dans trois cas seulement, les vomissements furent répétés à plusieurs reprises dans la journée, et que dans tous les autres, ils furent insignifiants.

(1) Traitement de la chorée infantile, *Meditzinskoge obosrenié*, n° 1, 1898.

A s'en tenir à ces chiffres, il ne s'agirait donc là, on le voit, que d'une bien mince complication. Malheureusement, nous pensons que ces résultats ne répondent pas rigoureusement à la réalité des faits. Nous avons en effet analysé comme précédemment tous les cas que M. le professeur agrégé Weill a traités par la liqueur de Boudin suivant le procédé indiqué et avec les mêmes soins ; nous avons ainsi recueilli vingt-cinq observations de malades traitées au cours des années 1896 et 1897, car durant l'année 1898, M. le professeur agrégé Weill tout en reconnaissant la grande valeur de l'arsenic dans la chorée, a remplacé celui-ci par l'antipyrine, à cause de l'intolérance des malades pour l'arsenic. Voici le résultat de nos recherches :

Obs. 48 (*inédite ; résumée*). — F... Flora, onze ans. Entre le 2 juillet 1896.

Début du traitement le 3 ; deux vomissements le 5 ; deux le 6 ; un le 7 et un le 8. On supprime la liqueur de Boudin ; les vomissements ne reparurent pas après la suppression du traitement.

Obs. 49 (*inédite ; résumée*). — G... Jeanne, dix ans. Entre le 20 juillet 1896.

Début du traitement le 21. Le 24 au matin, nausées sans vomissements. Le 25, nausées et un vomissement. Les 26, 27, 28 et 29 un vomissement par jour. Le 31, deux vomissements. Le 2 et le 5 août, un vomissement par jour. En présence de l'intoxication arsenicale qui se traduit par des vomissements, de la stomatite et de la diarrhée, on supprime la liqueur de Boudin. La malade sort le 18 août : les troubles gastro-intestinaux ont à peu près complètement disparu. Récidive rapide traitée au dehors par la liqueur de Fowler : VI gouttes par jour et on augmente jusqu'à la dose quotidienne de XI gouttes. Bientôt, on s'aperçoit que la marche de la malade est gênée ; au bout de quelques pas, l'enfant s'affaisse sur elle-même ; on supprime alors l'arsenic, car ce traitement a provoqué une paralysie des muscles extenseurs du pied, plus marquée à gauche. La malade rentre dans le service pour cette paralysie ; là, elle reprend la chorée. Cette récidive a d'ailleurs été de courte durée et les phénomènes paralytiques ont sensiblement diminué.

Obs. 50 (*inédite ; résumée*). — P... Eugénie, dix ans et demi. Entre le 8 juillet 1896.

Début du traitement le 10. Du 10 au 13, trois à quatre vomissements tous les jours, surtout le matin. Suppression de la potion le 13. Les vomissements ont cessé, mais on constate de la gastralgie consécutive : la douleur est continue et arrache parfois des cris à la malade ; aussi, remplace-t-on l'arsenic par l'antipyrine.

Obs. 51 (*inédite ; résumée*). — P.... Adrienne, sept ans. Entre le 24 septembre 1896. Début du traitement le 25. Le 28, un vomissement ; le 29, deux vomissements alimentaires, un quart d'heure après l'administration de la potion ; deux vomissements dans la nuit. Le 30 et le 1er octobre, l'enfant vomit chaque fois qu'elle prend sa potion. On supprime le traitement. Les vomissements persistent encore deux jours après ce traitement au cours duquel on a noté un léger état fébrile, une véritable fièvre arsenicale s'ajoutant aux troubles gastriques.

Obs. 52 (*inédite ; résumée*). — C..., Jeanne, dix ans. Entre le 5 octobre 1896. Début du traitement le 7. Le 10, un vomissement aussitôt après l'ingestion de la potion. Le 11, nausées et un vomissement le matin ; le 12, un vomissement le soir à sept heures après la prise de la liqueur de Boudin. Le 13, un vomissement, le 15, un vomissement, succédant immédiatement à l'absorption de la potion. Anorexie, abattement. Le 16, deux vomissements. Le 17, un vomissement. Sur les instances de la malade, on suspend le traitement pour le reprendre le 19. Pendant les jours suivants, il n'y a eu alors qu'un vomissement par jour.

Obs. 53 (*inédite; résumée*). — G.... Coralie, cinq ans. Entre le 13 octobre 1896. Début du traitement le 17 : 10 grammes de liqueur de Boudin : un vomissement; le 18, trois vomissements aussitôt après l'ingestion. Les 19, 20, 21, un vomissement par jour. Le traitement se termine sans incident, sauf un vomissement le 24.

Récidive en février 1897. Début du traitement le 18 par la liqueur de Boudin. Un vomissement par jour du 11 au 15. Depuis, la malade a vomi régulièrement tous les jours, de suite ou une demi-heure après l'ingestion de la potion.

Obs. 54 (*inédite; résumée*). — R... Madeleine, sept ans. Entre le 21 octobre 1896, pour une récidive de chorée traitée une première fois par l'antipyrine. Début du traitement le 26. Le 28, trois vomissements; le 29, deux vomissements; le 30, huit vomissements abondants, bilieux, succédant à l'administration de chaque cuillerée de potion. Le 31, quatre vomissements très abondants. Le 1er novembre, deux vomissements; le 2, deux vomissements moins abondants.

Obs. 55 (*inédite; résumée*). — B... Jeanne, onze ans, entre le 25 octobre 1896. Début du traitement le 29. Le 30, légère élévation de température; céphalée. Le 2 novembre, deux vomissements; le 3, un vomissement. Le 4, deux vomissements. Le 6, elle vomit toute sa potion à quatre reprises différentes; le 7, un vomissement; le 8, trois vomissements; le 9, deux vomissements. Disparition des troubles digestifs après la suppression du traitement.

Obs. 56 (*inédite; résumée*). — M... Joséphine, douze ans et demi, entre le 12 novembre 1896. Début du traitement le 17. Les 20, 21, 22 et 23, quatre vomissements par jour, succédant à l'ingestion de la potion.

Obs. 57 (*inédite; résumée*). — D... Marie, entre le 14 janvier 1897. Début du traitement le 19. Le 21, un vomissement; le 22, deux vomissements de suite après l'ingestion; le 23, nausées continuelles; le 24, trois vomissements dans la journée, deux dans la nuit; le 25, quatre vomissements; le 26, quatre vomissements; le 27, un vomissement chaque fois que la malade prend une cuillerée de potion. Le 28, deux vomissements. La chorée récidive; en raison des accidents dus à l'arsenic, on la traite cette fois par l'antipyrine.

Obs. 58 (*inédite; résumée*). — D... Marie, dix ans et demi, entre le 5 décembre 1896. Début du traitement le 14. Le 15, un vomissement; le 16, deux; le 17, trois; le 18, deux; le 19, un; le 20, deux; le 21, deux; le 22, un vomissement.

Obs. 59 (*inédite; résumée*). — P... Juliette, dix ans et demi, entre, le 26 janvier 1897. Début du traitement le 27. Du 31 janvier au 3 février, trois à quatre vomissements par jour, immédiatement après l'ingestion de la potion. Gastralgie.

Obs. 60 (*inédite; résumée*). — P... Antoinette, neuf ans. Récidive de chorée traitée une première fois par l'antipyrine. La malade entre le 15 février 1897. Début du traitement le 16. Le 17, un vomissement; le 18, deux; le 19, trois; le 20, trois; le 21, quatre; le 22, quatre; le 23, cinq; le 24, cinq; le 25, trois; le 26, quatre; le 27, trois; le 28, deux. Les vomissements ne s'accompagnent d'aucune douleur gastrique.

Obs. 61 (*inédite; résumée*). — M... Jeanne, onze ans et demi, entre le 19 février 1897. Début du traitement le 19. Les 20 et 21, un vomissement par jour; les 22 et 23, deux vomissements par jour; le 24, un vomissement; les 25 et 26, cinq vomissements par jour; les 27 et 28, sept vomissements par jour; le 1er mars, six vomissements; le 2 et le 3, deux vomissements par jour. Les vomissements succèdent immédiatement à l'ingestion de la liqueur de Boudin, sans être précédés de nausées.

Obs. 62 (*inédite; résumée*). — R... Élisa, douze ans et demi, entre le 24 février 1897. Début du traitement le 1er mars. Les 3, 4, 5, 6, 7, deux vomissements par jour. Le 8, trois vomissements; le 9, quatre; le 10, cinq; le 11, trois. Les nausées qui accompagnent les vomissements sont de très courte durée.

Obs. 63 (*inédite; résumée*). — D... Joséphine, quatorze ans, entre le 28 février 1897. Début du traitement le 1er mars. Les 8 et 9, un vomissement par jour. Les 10 et 11, quatre vomissements par jour; le 12, trois vomissements.

Obs. 64 (*inédite; résumée*). — M..., Jeanne, neuf ans, entre le 3 mars 1897. Le 8, quatre vomissements; le 9, six; le 10, cinq; le 11, cinq, sans nausées; le 12, quatre; le 13, trois; le 14, deux vomissements.

Obs. 65 (*inédite; résumée*). — D... Marie, onze ans et demi. Entre le 10 mars 1897. Début du traitement le 11. Le 16, deux vomissements, le 17, quatre vomissements avec nausées; le 18, cinq; le 19, quatre; le 20, trois; le 21, deux; le 22, nausées sans vomissements; le 23, nausées continuelles sans vomissement.

Obs. 66 (*inédite; résumée*). — L... Marie, dix ans, entre le 29 mars 1897. Début du traitement le 5 avril. Le 10, quatre vomissements avec nausées; le 11, trois vomissements; le 12, quatre ; le 13, cinq ; le 14, quatre vomissements précédés de nausées. Le 15 au matin, on constate une *éruption* caractérisée par des papules rosées, de la grosseur d'une tête d'épingle; quelques-unes sont surmontées de vésicules. Elles sont réparties sur le tronc, en avant et en arrière, surtout dans la région abdominale antérieure. On note quelques îlots à la racine des membres. Pas de douleur ni de démangeaisons. Pas de température. Pas de conjonctivite. Rien à la face. Le traitement est cessé, à cause de ces symptômes de profonde intoxication arsenicale.

Obs. 67 (*inédite; résumée*). — L... Victorine, douze ans et demi, entre le 6 avril 1897. Début du traitement le 7. Le 10, trois vomissements sans nausées ; le 11, vomissements ; les 12 et 13, six vomissements par jour ; le 14, deux vomissements. Les vomissements succèdent toujours immédiatement à l'ingestion de la liqueur de Boudin.

Obs. 68 (*inédite ; résumée*). — A... Benoîte, entre le 24 avril 1897. Début du traitement le jour même. Le 28, quatre vomissements sans nausées ; le 29, quatre vomissements ; le 30 avril et le 1er mai, six vomissements par jour ; le 4 et le 5, deux par jour. Récidive en avril 1898, traitée par l'antipyrine.

Obs. 69 (*inédite ; résumée*). — J... Joséphine, quatorze ans, entre le 26 mai 1897. Début du traitement le 2 juin. Le 8, trois vomissements ; le 9 et le 10, quatre vomissements par jour ; le 11, trois vomissements.

Obs. 70 (*inédite ; résumée*). — G... Jeanne, dix ans et demi. Entre le 23 juin 1897. Début du traitement le 29. Le 1er juillet, trois vomissements sans nausée ; les 2, 3 et 4, cinq vomissements par jour. Le 5, quatre vomissements ; le 6, sept ; le 7, six ; le 8, quatre ; le 9, quatre vomissements, les uns nauséeux, les autres non. Le 10, quatre vomissements ; le 11, trois.

Obs. 71 (*inédite ; résumée*). — F... Louise, huit ans et demi. Le traitement a provoqué des vomissements, mais l'observation ne porte aucun détail à ce sujet.

Obs. 72 (*inédite; résumée*). — P... Clémence, treize ans et demi, entre le 24 mars 1898 : action inefficace de l'antipyrine; on la remplace par l'usage de l'arsenic qui est suivi de succès. Début du traitement par la liqueur de Boudin le 23 avril 1898. Le 29, trois vomissements avec nausées ; le 30, cinq vomissements. Le 1er mai, six ; le 2, cinq ; le 3, trois. Récidive en avril 1899 ; on institue le traitement par le vanadate de soude ; les résultats sont nuls avec ce médicament.

Tel est le résumé exact de 25 cas observés à la clinique : 25 fois on note des vomissements. Le fait valait, ce nous semble, la peine d'être signalé. Est-il besoin d'insister sur son importance ? On se rendra facilement compte qu'on a affaire ici à un accident inévitable ; ou alors, si on parvient à le supprimer, on ne réalise plus le traitement arsenical intensif. Alors, que faire? Le docteur Comby, en février 1896, disait que, pour réussir dans la chorée, les petites doses ne font rien; seules les doses élevées sont efficaces. Mais il ajoutait que l'apparition de symptômes tels que : érythème conjonctival, goût métallique dans la bouche, anorexie, nausées, coliques, diarrhée, indiquait que la tolérance était dépassée et qu'il fallait s'arrêter. Dans la séance du 26 juin 1896 de la Société médicale des hôpitaux, le même auteur s'exprimait ainsi : « Désormais, il faudra surveiller attentivement les effets de la médication arsenicale intensive et s'arrêter aux premiers symptômes d'intolérance gastrique (vomissements ; état saburral).

M. Lancereaux, dans un article de la *Gazette des Hôpitaux* formule ses conseils de la façon suivante : « Dès qu'on observe de la céphalée, des nausées, des vomissements ou de la diarrhée, il n'y a pas à hésiter : la dose doit être diminuée : si à ces phénomènes s'ajoute un état manifestement fébrile, sans aucun désordre matériel pour l'expliquer, l'empoisonnement est certain, il faut à tout prix suspendre la médication. » L'éminent professeur termine en ces termes : « Le médecin ne saurait trop s'appliquer à combattre des accidents dont il est inconsciemment l'auteur, car son devoir n'est pas de nuire, mais de guérir. »

Ainsi tout peut se résumer en ces mots : Vous avez des accidents, supprimez-en la cause. Ce sont là des conseils de simple prudence il est vrai, et leur énoncé semblerait superflu en matière de thérapeutique si on n'en avait pas fait si bon marché, nous dirons plus, si des opinions absolument inverses n'avaient été émises à ce sujet.

Voici en effet ce que pense le docteur Del Pozo des accidents d'intolérance survenant du côté du tube digestif : « Leurs effets sont salutaires, car, dus à l'irritation gastro-intestinale provoquée par l'acide arsénieux, ils ont pour résultat de rejeter le médicament absorbé en trop et de garder en quelque sorte l'individu à saturation, en évitant la sursaturation qui pourrait être dangereuse. »

Mais alors nous répondrons : pourquoi donner de si fortes doses puisqu'une certaine quantité ne servira à rien, et qu'il faudra que le malade fasse les frais de son expulsion ?

On nous dira que l'idiosyncrasie des sujets est très variable à cet égard, qu'on ne sait pas d'avance s'il y aura des accidents vraiment sérieux et que pour ne pas donner trop peu, on préfère donner trop. L'essai qu'a fait de cette méthode M. le professeur agrégé Weill nous impose notre ligne de conduite : il ne faut pas compter sur les idiosyncrasies favorables à l'arsenic et les hautes doses de ce médicament créeront forcément des complications.

On nous dira aussi que l'époque d'apparition des vomissements est la même qui amène une sédation notable des mouvements choréiques. Mais que signifie cette remarque sinon que l'arsenic présente sa plus grande efficacité au moment même où il est donné à très haute dose : il y a un rapport constant entre les vomissements et la quantité maxima d'arsenic ingéré. Cette interprétation nous semble suffisante et point n'est besoin, croyons-nous, d'admettre une relation de cause à effet entre les vomissements et l'amélioration de l'état du malade. Nous ne voyons là qu'une simple coïncidence qu'il était d'ailleurs facile de prévoir.

Mais admettons pour un instant l'influence favorable des vomissements. Nous ne comprendrons plus alors la préférence des auteurs pour l'arsenic et l'abandon dans lequel est tombée la médication vomitive préconisée par Gillette dès 1856. Pourquoi provoquer par une voie détournée des phénomènes que le tartre stibié ou l'apomorphine réaliseraient d'emblée et d'une façon certaine ? Or, l'usage a restreint l'emploi de ces agents aux cas relativement rares de chorées si intenses qu'elles résistent à tous les autres modes de traitement. D'ailleurs, même dans ces conditions, on n'a jamais été fixé sur le déterminisme de la guérison et on ne peut affirmer qu'ici le succès soit dû aux vomissements. Si les apparences plaident, *a priori,* en faveur de cette manière de voir, l'examen minutieux des cas relatifs à la médication qui nous occupe nous impose une certaine réserve à cet égard. Nous n'en voulons pour preuve que l'observation suivante (résumée) publiée en 1884, dans le *Lyon médical* par M. le docteur Weill (1).

Il s'agissait d'un garçon de treize ans atteint d'une chorée si intense qu'on était obligé de l'attacher sur son lit. L'alimentation était tellement difficile que l'amaigrissement était très notable et faisait craindre une terminaison fatale. Il y avait insomnie à peu près complète et impossibilité de parler.

Le 31 août, on institue le traitement par l'apomorphine et on le termine le 19 septembre. Or, voici comment se comporta la chorée au cours de cette médication :

Le 1er septembre, le malade prononce quelques paroles.

Le 2, il se prête à l'alimentation.

Le 4, il peut se lever et marcher soutenu par quelqu'un ; il mange tout seul.

Le 5, il marche seul et prononce clairement des mots entiers.

Dans la nuit du 8 au 9, le malade est pris, *pour la première fois*, de vomissements. L'état général s'améliore cependant quoique le 12, dans la journée, on constate la réapparition des vomissements ; ceux-ci ne se reproduisent plus d'ailleurs jusqu'à la fin du traitement où l'amélioration est telle que c'est à peine si on remarque encore quelque maladresse des mains. Le malade est complètement guéri.

(1) Weill. — De l'apomorphine dans certains troubles nerveux. *Lyon médical,* 30 novembre 1884, n° 48.

Ainsi, dans ce cas, les vomissements ne sont apparus que lorsque la chorée était déjà profondément modifiée et qu'on s'était rendu maître de la situation ; ce fait prouve donc péremptoirement l'indépendance qui existe entre les vomissements et l'effet thérapeutique : la chorée était en voie de guérison alors qu'aucun trouble gastrique n'était encore survenu.

Nous n'insisterons pas davantage sur cette discussion, et pour en revenir à la liqueur de Boudin, voici, en dernière analyse, les résultats auxquels nous aboutissons avec elle :

Nous traitons une chorée, nous la guérissons; mais, nous lui substituons, momentanément au moins, une intoxication arsenicale ; le plus souvent, celle ci ne durera que pendant le traitement et pour être peu dangereuse n'en sera pas moins très pénible ; mais quelquefois, sans que nous puissions en discerner la cause, elle lui survivra et pourra être inquiétante. Pour supprimer un mal nous en aurons créé un autre qu'il faudra traiter.

Nous en aurons fini avec les troubles gastro-intestinaux quand nous aurons dit quelques mots des diarrhées et coliques qui peuvent survenir au cours du traitement. Ces accidents n'ont pas à beaucoup près la fréquence des vomissements. Del Pozo ne les a pas constatés une seule fois; nous-même ne l'avons retrouvé qu'une fois (obs. 49) parmi les observations de M. le professeur agrégé Weill. On n'aura donc que rarement à compter avec ces troubles, et nous n'en n'aurions rien dit si leur gravité n'était beaucoup plus grande que celle des vomissements : « La diarrhée, l'entéralgie, dit le Dr Comby (*Médecine moderne* 19 août 1896), sont des accidents plus sérieux que les vomissements; ils indiquent l'interruption immédiate de l'arsenic ».

La céphalée et ce qu'on a appelé la fièvre arsenicale sont également rares. L'observation 37 de la thèse du Dr Del Pozo, les observations 51 et 55 recueillies dans la collection de M. le professeur agrégé Weill en sont des exemples. Mais il est bien certain que, dans ces cas, il est très difficile de dire si cette fièvre est due directement à une propriété toxique spéciale de l'arsenic, ou bien si elle est un des symptômes de l'embarras gastrique que provoque le médicament. Nous ne pouvons rien fixer à cet égard ; il n'y aurait là, d'ailleurs, qu'un intérêt purement théorique, et nous nous plaçons surtout, dans ce travail, sur le terrain pratique. Cette fièvre ne revêt jamais de caractères bien inquiétants : elle atteint 38° à 38°,5 en moyenne : cependant elle entraîne la suspension du médicament, et même elle peut persister quelque temps après.

Les pigmentations arsenicales ne nous arrêteront pas davantage, puisque nous n'en n'avons trouvé que deux cas : Dans le premier (obs. 27 du Dr Del Pozo), les pigmentations étaient localisées sur le dos des mains et ont disparu peu de temps après la cessation du traitement. Dans le deuxième (obs. 66 de M. le professeur agrégé Weill) on notait une éruption papuleuse répartie sur le tronc, en avant et en arrière, avec prédominance dans la région abdominale antérieure ; il y avait aussi quelques îlots à la racine des membres.

Nous terminerons en signalant la possibilité de paralysies arsenicales. Nous en avons trouvé un cas dans les observations de M. le professeur agrégé Weill (obs. 49), mais, comme il avait succédé à l'ingestion de liqueur de Fowler, nous n'insisterons pas, et nous nous bornerons à relater le cas qui fut observé par M. le Dr Comby. C'est un cas type que nous croyons intéressant de citer :

« La malade avait absorbé 235 grammes de liqueur de Boudin en quatre jours. Après différents incidents survenus au cours du traitement (voir plus haut obs. 24 du Dr Del Pozo), l'enfant quittait le service. Le 5 mai, juste un mois après sa sortie, et quarante-six jours après la cessation du traitement arsenical, elle accuse de l'engourdissement dans les jambes, et, au lieu de sortir le soir, comme les jours précédents, elle reste à la maison; le lendemain, elle ne peut marcher ; elle est obligée de garder la position horizontale ou assise. Cependant elle mange bien, dort bien, et ne se plaint pas.

Nous constatons qu'elle présente une paralysie complète avec impossibilité, non seulement de se tenir debout, mais même de remuer ses jambes dans son lit ; réflexe patellaire aboli. Le chatouillement de la plante des pieds ne provoque pas de mouvement ; la sensibilité au pincement et à la piqûre est conservée. En somme, paraplégie motrice absolue le 12 mai.

Prescription : sulfate de strychnine à doses progressives (2, 3, 5, 6 centigrammes par jour), électrisation, bains sulfureux. — Le 15 mai, incontinence d'urines et de matières fécales qui persiste pendant dix jours. Puis, les muscles du tronc et des membres supérieurs se prennent. la paralysie suit une marche ascendante ; l'enfant ne peut se tenir assise sur son lit ; elle ne peut serrer les mains qu'on lui tend ; on est obligé de la faire manger.

Cependant, la paralysie des membres supérieurs n'a

jamais été complète, et elle a disparu assez rapidement.

Le 25 mai, l'enfant recommence à se servir de ses mains et peut manger seule; le 26 mai, elle n'urine plus involontairement et le sphincter vésical n'est plus paralysé.

A la fin de mai, les membres inférieurs ont récupéré quelques mouvements; l'enfant peut croiser et décroiser ses jambes dans son lit; elle peut s'asseoir toute seule. A part un léger état saburral qui persiste toujours, l'état général est excellent et l'enfant, qui avant le traitement arsenical était très maigre, a présenté un engraissement remarquable, elle est joufflue, rosée, elle ne paraît pas être sous le coup d'une grave intoxication. Les premiers jours de la seconde entrée à l'hôpital, il y avait un peu de fièvre (38°, 38°,4, 38°,5), puis le thermomètre est retombé à 37°. L'appétit a toujours été conservé; l'état saburral persistant, nous avons donné un peu d'huile de ricin (10 grammes) à plusieurs reprises.

Au commencement de juin, les mouvements des membres inférieurs reviennent graduellement, ainsi que la force musculaire, puis les réflexes. Le chatouillement de la plante du pied provoque un retrait du membre; le 20 juin, le réflexe patellaire est revenu. A ce moment, l'enfant marche seule et peut être considérée comme absolument guérie.

*Examen électrique :* Réaction de dégénérescence dans les extenseurs communs des orteils et les extenseurs propres du gros orteil; excitabilité électrique affaiblie dans la voûte interne ».

## CHAPITRE II

### ACTION PHYSIOLOGIQUE DU BEURRE ARSENICAL

*Sommaire.* — I. Rappel des effets physiologiques exercés sur l'organisme par l'arsenic seul.

II. Quelques mots sur les phases principales par lesquelles a passé l'histoire du beurre arsenical.

III. Son histoire définitive :

*A*. Travaux de Chapuis; α) absorption; β) question des localisations; γ) élimination; *B*. Recherches personnelles.

Avant d'aborder le fond même de cette question, nous rappellerons en quelques mots les effets exercés sur l'organisme par l'arsenic, quand il y a été introduit par le tube digestif.

Aussitôt arrivé dans l'estomac, l'arsenic est absorbé d'une façon très rapide. Il n'y a là, d'ailleurs, rien de spécial à la voie gastrique; la même remarque est encore vraie quand il s'agit de la voie pulmonaire ou même de la voie hypodermique. M. le professeur Chatin dans une relation sur la question (*Comptes rendus de l'Académie des Sciences*, t. XXIII), a eu le grand mérite de démontrer que, dans tous les cas, c'est par le système veineux, et uniquement par lui, que se fait l'absorption; les lymphatiques y restent étrangers. L'éminent expérimentateur que nous avons cité n'en voulait pour preuve que le résultat constant de ses recherches ; il retrouvait toujours l'arsenic dans le sang, jamais dans le chyle du canal thoracique.

L'élimination de l'arsenic ne succède pas immédiatement à son arrivée dans le torrent circulatoire. Le toxique, amené par les capillaires au contact des tissus, contracte des combinaisons avec les substances albuminoïdes et séjourne de la sorte un certain temps dans l'organisme, dans les muscles, le foie, la substance nerveuse. Pour MM. Gautier et Scolosuboff, il se localise surtout dans la moelle ; pour le Dr Chapuis, c'est le foie qui en renferme le plus. Au bout d'un certain temps, variable avec la quantité d'arsenic localisé, celui-ci est éliminé avec les matières auxquelles il s'était fixé ; il est entraîné avec elles et disparaît après avoir produit tous les désordres que peut engendrer le séjour prolongé d'un tel poison dans l'économie.

Telle est la physiologie normale de l'arsenic ; nous allons voir que tout autre est son histoire quand il est associé aux corps gras. Mais auparavant, nous consacrerons quelques lignes à dire par quelles phases a passé cette intéressante question. Deux opinions, aussi formelles que contradictoires, ont en cours à ce sujet : pour certains auteurs, l'association des graisses à l'arsenic n'a aucune espèce d'influence ; Fourcroy, Orfila, disent même que cette association est plutôt dangereuse. Renault également constate, dans ses expériences, la mort plus rapide des animaux soumis à de tels mélanges. Pour d'autres, au contraire, l'ingestion simultanée de corps gras et d'arsenic diminue la toxicité du poison. En 1840, Devergie préconise les corps gras comme antidotes de l'arsenic. En 1860, Blondlot arrive aux mêmes conclusions et pense que ce résultat est dû à une diminution de la solubilité de l'arsenic. La même opinion est formulée par M. Girardin, en 1877, dans son traité de chimie générale.

On le voit, la question n'était tranchée ni dans un sens ni dans l'autre, quand, en 1879, parut un travail très complet sur ce sujet, qui lui fit faire un grand pas. Nous voulons parler de la thèse du Dr Chapuis où, à la suite d'une série d'expériences très minutieuses, l'auteur conclut très nettement en faveur de l'association des corps gras à l'arsenic. Nous allons tout d'abord exposer les résultats obtenus par cet expérimentateur.

Le mélange beurre et arsenic, une fois arrivé dans l'estomac, y séjourne un assez long temps, cinq heures, six heures et quelquefois davantage sans présenter ni trace de transformation, ni commencement d'absorption. De l'estomac, le mélange franchit le pylore, arrive dans l'intestin, et ce n'est qu'au niveau de la muqueuse intestinale que l'absorption va commencer, mais suivant un mode tout particulier : l'arsenic, incorporé au beurre, ne quittera pas la molécule graisseuse et sera absorbé avec elle : c'est dire qu'il prendra la voie lymphatique, et, qu'au lieu d'être déversé immédiatement dans le torrent circulatoire, il n'y arrivera que par l'intermédiaire du canal thoracique. Cependant cette affirmation ne doit pas être trop absolue, car, les analyses l'ont prouvé, une certaine quantité d'arsenic, faible il est vrai, mais toutefois appréciable, passera immédiatement dans le système veineux. Nous allons résumer sommairement les expériences qui ont servi de base à ces données : un chien reçoit une dose de 0 gr. 05 d'acide arsenieux mélangé à du beurre. Quatre heures et demie après l'ingestion, l'animal est sacrifié. Les produits de la digestion sont encore dans l'estomac. Il n'y a pas trace d'arsenic dans la lymphe ni dans le sang de la veine porte: la presque totalité de l'arsenic ingéré se retrouve dans l'estomac.

On répète la même tentative sur un chien qu'on sacrifie cette fois six heures après l'ingestion. L'estomac contient encore des produits alimentaires, l'intestin grêle renferme du chyle : l'animal était en digestion. Le sang de la veine porte ne contient pas trace d'arsenic. La lymphe est arsenicale, mais presque tout l'arsenic est encore dans le tube digestif. En somme, six heures après l'ingestion, nous assistons au début de l'absorption.

Enfin un troisième chien est sacrifié huit heures après l'ingestion de la même dose d'acide arsénieux. On constate une lymphe fortement arsenicale ; le sang de la veine cave en contient, ainsi que les urines d'ailleurs ; on n'en retrouve que des traces dans le sang de la veine porte.

Nous n'insisterons pas davantage sur l'importance de ce mécanisme d'absorption : au lieu d'avoir un passage en bloc et en quelque sorte brutal d'une quantité donnée d'arsenic dans le sang, nous constatons ici la présence entre le tube digestif et le courant sanguin d'un intermédiaire qui, jusqu'à un certain point, peut jouer le rôle d'un véritable régulateur : le toxique devra parcourir le système lymphatique, se répartir dans la masse de la lymphe avant d'être déversé avec elle dans la veine sous-clavière gauche et par elle dans le torrent circulatoire.

Nous sommes fixés maintenant sur le mécanisme et la

durée de l'absorption du beurre arsenical. Mais nos connaissances seront insuffisantes tant que nous ne saurons pas si elle est complète, et surtout si elle est inférieure ou supérieure à celle de l'arsenic ingéré tel quel. Au point de vue thérapeutique qui nous préoccupe ici, cette donnée a une importance capitale et c'est par elle que nous allons terminer l'histoire de cette absorption.

L'expérience suivante de Chapuis, que nous rapportons dans ses grandes lignes, répond très nettement à la question que nous nous sommes posée : deux chiens sont soumis simultanément à un traitement arsenical ; les doses sont répétées chaque jour et à heure fixe pendant onze jours. L'acide arsénieux destiné au premier a toujours été porphyrisé avec soin et mélangé intimement à du beurre frais ; celui de l'autre, finement pulvérisé, lui a été administré dans un peu de viande ou du pain mouillé. Or, sur les 0 gr. 55 d'acide arsénieux qu'ils ont reçu tous deux, le premier chien a rejeté 0 gr. 103 par les excréments, rien par les vomissements. Il a donc absorbé en réalité la différence entre les 0 gr. 55 ingérés et les 0 gr. 103 rejetés, c'est-à-dire 0 gr. 447, soit les quatre cinquièmes. Le second chien, qui a rejeté 0 gr. 04 par les excréments et 0 gr. 21 par les vomissements, n'a absorbé véritablement que 0 gr. 300, soit les trois cinquièmes.

Administré conjointement à du beurre, l'arsenic, d'après Chapuis, ne se localise pas ou ne le fait que très exceptionnellement. Des chiens ont pu en ingérer ainsi 0 gr. 05 à 0 gr. 07 par jour pendant trente jours sans présenter à l'autopsie aucune altération d'organes, aucune localisation : le cerveau, la moelle, les muscles, le foie, ne renfermaient pas trace d'arsenic ; seuls la peau et les poils en contenaient une certaine quantité. Pourquoi un contraste aussi frappant avec ce qui se passe d'habitude? L'auteur ne peut répondre ici que par des considérations théoriques, qui resteront forcément dans le domaine de l'hypothèse. L'arsenic ne se localisera pas, parce que d'après Chapuis lorsqu'il arrive au contact des tissus, il n'est plus libre ; il est combiné avec la substance grasse à laquelle on l'a incorporé ; c'est l'hypothèse qui semble le plus plausible à Chapuis. Supposons en effet, dit-il, qu'il y ait seulement mélange. Tant que nous nous bornerons à examiner les phénomènes gastriques, tout s'expliquera : le péristaltisme stomacal, brassant la masse alimentaire, perfectionnera encore notre mélange, et, comme la graisse ne subit dans l'estomac aucune modification, l'arsenic, dissimulé en son sein, échappera à la mise en liberté.

Mais, avant de franchir l'épithélium intestinal, la graisse va être émulsionnée et saponifiée. Comment un mélange, aussi intime qu'il soit, pourra-t-il sans se dissocier résister à une telle réaction chimique? Nous ne le voyons pas, et il nous semble dès lors que l'hypothèse de la combinaison s'impose. — Admettons cependant pour un instant que la digestion de la graisse n'entraîne pas le dégagement d'un corps étranger à elle incorporé, nous allons nous heurter bientôt à de nouvelles objections, cette fois insurmontables. La graisse, après avoir traversé le courant sanguin, arrivera dans l'intimité des tissus ; elle y sera brûlée de suite ou emmagasinée pour être utilisée plus tard ; mais, au moment où elle sera brûlée, s'il n'y a qu'un mélange, il y aura mise en liberté d'acide arsénieux au sein des tissus et cet acide contractera nécessairement des combinaisons avec les subtances albuminoïdes. Il se localisera alors dans les organes qui le renferment ordinairement, dans la cellule nerveuse, dans le foie, par exemple ; car, libre dans l'organisme, il ne pourra s'éliminer sans se localiser. Or, Chapuis conclut de ses expériences, à l'impossibilité ou plutôt à l'extrême difficulté de ces localisations. Force lui est alors d'abandonner l'hypothèse du mélange pour recourir à celle de la combinaison et, d'admettre : « une combinaison de l'acide arsénieux avec les matières grasses, que cette combinaison se fasse dans l'intestin ou qu'elle se fasse dans le canal thoracique. Mais quelle doit être la composition d'une telle combinaison ? Serait-ce une arsine..... ? Nous l'ignorons. »

Si le beurre arsenical s'absorbe moins vite que l'acide arsénieux, par contre, il s'éliminerait beaucoup plus rapidement. Les deux expériences suivantes ont été réalisés sur des chiens de même poids et avec des doses égales de principe actif, seul le mode d'administration différait ; les résultats sont donc comparables et mettent bien en relief la grande différence qui sépare les deux corps à ce point de vue. Un chien reçoit le 19 juin, 0 gr. 30 d'acide arsénieux porphyrisé et mélangé à du beurre. L'examen des urines pendant les jours qui ont suivi l'ingestion donne les résultats suivants :

Le 19 juin, pas d'urine.
Le 20 juin, 0,017 d'acide arsénieux dans les urines.
Le 21 juin, on décèle des traces d'acide arsénieux dans 10 cc. recueillis.
Le 22 juin, 0,0095 d'$As^2O^3$.
Le 23 juin, 0,002.
Le 24 juin, traces.

Il n'y en a plus le 25. L'élimination est donc faite en cinq jours ; si on défalque ce qui a été rejeté par les vomissements et les matières fécales, on constate que la moitié des doses ingérées a été absorbée.

Le 25 juin, un chien reçoit également 0 gr. 30 d'acide arsénieux dans deux petits morceaux de viande cuite de 2 à 3 grammes chacun. Voici les résultats des analyses d'urines :

Le 25 juin, les urines ne contiennent pas d'acide arsénieux.
Le 26 juin, elles n'en contiennent que des traces.
Le 27 juin, elles en renferment 0,005.
Le 28 juin, elles en renferment 0,0015
Le 29 juin, elles en renferment 0,0005.
Le 30 juin, elles en renferment une quantité impondérable

L'urine est encore légèrement arsenicale le 1er et 2 juillet elle ne l'est plus le 3. En défalquant comme plus haut les quantités d'acide arsénieux rejetées par les vomissements et les matières fécales, on constate que 0 gr. 10 tout au plus ont été absorbés et cela avec des phénomères d'intoxication beaucoup plus accentués. Malgré cette absorption moindre, l'élimination pour être complète a demandé huit jours. Ainsi, dans un cas, cinq jours suffisent pour avoir une élimination totale ; dans l'autre, on n'atteint le même but qu'au bout de huit jours.

Avec des doses plus faibles, l'élimination est encore plus rapide ; ainsi, chez un chien qui avait reçu 0 gr. 1 d'$As^2O^3$ dans 5 grammes de beurre, l'analyse ne révélait plus, quatre jours après, que des traces d'arsenic dans les urines. Tout avait disparu le cinquième jour.

Les mêmes résultats, mais évidemment plus intéressants, sont encore obtenus quand on substitue à l'administration de doses isolées l'institution d'un véritable traitement arsenical. Deux chiens reçoivent pendant dix jours 0 gr. 5 par jour d'acide arsénieux, le premier dans 5 grammes de beurre, le second, simplement dans ses aliments. Puis on les sacrifie aux fins d'autopsie. Pendant ces dix jours, le premier chien a éliminé par ses urines 0 gr. 14 d'acide arsénieux ; le second 0 gr. 4 seulement on le voit, l'écart est considérable.

Mais le Dr Chapuis a poussé plus loin encore ses investigations et a établi en quelque sorte la courbe d'élimination au cours d'un traitement arsenical : c'est ainsi qu'il donné à un chien, pendant onze jours, 0 gr. 5 d'acide arsénieux par jour dans 3 grammes de beurre. Les 30 centimètres cubes d'urine recueillis neuf heures après l'ingestion de la première dose, renferment quelque peu d'arsenic. Pendant les quatre premiers jours du traitement l'élimination par les urines est environ de 0 gr. 0068 d'acide arsénieux par jour; pendant les quatre suivants, de 0 gr. 0089 ; pendant les deux autres, de 0 gr. 011. Le dernier jour, toute la dose est rejetée dans des vomissements. Six jours après, la cessation du traitement, les urines sont encore arsenicales, mais ne le sont plus le septième.

A la suite de ces recherches, le Dr Chapuis a établi de la même façon la courbe d'élimination chez l'homme ; il tenta sur lui-même des expériences analogues: « Nous avons pendant cinq jours, dit-il, pris 0 gr. 05 d'acide arsénieux mélangé à 5 grammes de beurre. Les urines émises six, huit et douze heures après la première ingestion ont été mises de côté et analysées. Celles de la sixième heure ne renfermaient pas d'arsenic ; celles de la huitième heure au contraire, étaient nettement arsenicales, mais moins que celles de la douxième. Le lendemain, avant la deuzième dose, elles l'étaient beaucoup moins que la veille au soir. Il en fut de même les jours suivants, et le sixième jour, nous retrouvions dans la journée 12 milligrammes d'acide arsénieux. »

Voici la relation d'une expérience analogue tentée par le même auteur, sur le Dr. Conçaix : « Les urines recueillies six heures après la première injection étaient très légèrement arsenicales ; huit ou dix heures après, elles l'étaient davantage. Ces quantités d'arsenic diminuèrent graduellement jusqu'à la deuxième dose; l'élimination pour les autres jours fut la même, »

Telle est l'histoire physiologique de l'arsenic associé aux corps gras ; on le voit, les différences sont nombreuses qui les séparent de l'acide arsénieux ordinaire, et l'on peut dire qu'on n'a plus affaire au même corps; désormais, plus d'action corrosive sur la muqueuse digestive qui dans toutes les autopsies a été trouvée intacte, absorption lente mais complète, absence de localisation, élimination rapide. Ne sont-ce pas là les meilleures conditions réalisables pour la tolérance d'un agent aussi toxique ?

Nous aurons épuisé cette question, quand nous aurons citer les conclusions de Papadakis qui dans son travail inaugural (thèse de Paris 1883), d'après des expériences personnelles, place au point de vue de la faiblesse d'action toxique le mélange arsenic et beurre au quatrième rang, le faisant précéder des mélanges suivants : arsenic et albumine, arsenic et lait, arsenic et viande cuite. Il semble qu'il y ait là une contradiction absolue. En somme, elle n'est qu'apparente. En nous reportant à l'examen des expériences de Papadakis, nous avons pu nous rendre compte que les conditions de l'expérimentation étaient totalement changées. Cet auteur soumet en effet au traitement des animaux à jeun alors que le Dr Chapuis dans sa quatrième conclusion, s'exprime en ces termes : « On devra faire prendre le médicament après, ou à la rigueur pendant le repas, mais jamais avant et surtout à jeun. » — Quoi d'étonnant alors que les résultats soient différents ? Ils ne sont pas comparables.

En somme, ce sont les expériences de Chapuis qui ont servi de point de départ à notre essai thérapeutique. Après les résultats que nous avions obtenus dans le traitement de la chorée, nous avons voulu voir les choses de plus près. En effet, Chapuis avait expérimenté, d'une part sur des animaux ou des adultes; d'autre part, ses recherches portaient sur des doses relativement considérables. Nous avons voulu voir s'il y avait identité du processus physiologique chez l'enfant et surtout avec des quantités d'arsenic très faibles par rapport aux précédentes. Nous avions encore un autre but : nous voulions voir si au point de vue chimique des différences séparaient la liqueur de Boudin du beurre arsenical aussi nettement que sur le terrain chimique. C'est pour essayer d'éclaircir ces points que nous avons entrepris quelques investigations sur l'élimination du beurre arsenical et de la liqueur de Boudin.

A cet effet, nous avons réalisé l'expérience suivante : Nous avons administré pendant six jours à une malade atteinte de chorée les doses suivantes d'acide arsénieux incorporées chacune à 10 grammes de beurre : 0 gr.005, 0 gr. 010, 0 gr. 015, 0 gr. 020, 0 gr. 025, 0 gr. 030 ; nous avons suspendu pendant quatre jours toute administration médicamenteuse; puis, nous avons fait prendre à la malade les mêmes quantités d'acide arsénieux suivant la même courbe, mais sous forme de liqueur de Boudin : l'ingestion de chacune de ces six doses s'est faite quotidiennement. En un mot, sur le même sujet, dans le même temps, les mêmes quantités de principe actif ont été administrées ; seule la forme de la préparation différait.

Les urines des vingt-quatre heures après chaque ingestion et pendant les quatre jours où la malade ne prit rien ont été soigneusement recueillies et analysées.

Avant de donner les résultats de ces analyses, nous indiquerons sommairement le procédé de recherche que nous avons employé (1) : c'est, d'ailleurs, la méthode d'Armand Gautier. Les urines des vingt-quatre heures étaient placées dans une grande capsule de porcelaine et évaporées au bain de sable jusqu'à consistance pâteuse ; à ce moment, nous opérions la destruction des matières organiques de la façon suivante : nous ajoutions d'abord, en chauffant, 30 grammes d'acide azotique pur ; la masse s'attaquait assez vivement après avoir passé par la teinte jaune orangé et brunissait ; après l'avoir retiré du feu, nous ajoutions 5 grammes d'acide sulfurique pur et nous réchauffions jusqu'à dégagement de vapeurs blanches d'acide sulfurique; à ce moment, la masse s'attaquait très fortement et sur le résidu, nous versions 10 à 12 grammes d'acide azotique. Après dégagement de vapeurs nitreuses, nous avions un produit charbonneux que nous épuisions par l'eau bouillante dans la capsule même où l'opération

(1) D'après L. Hugounenq, *Traité des poisons*.

avait été terminée. Nous filtrions le liquide, l'additionnions de quelques gouttes de bisulfite de soude pour réduire l'acide arsenique à l'état d'acide arsénieux et le traitions pendant deux heures par un courant d'hydrogène sulfuré, en le maintenant à la température de 50° à 60°. Nous obtenions ainsi un trouble assez abondant; après un repos de vingt-quatre heures, le liquide était filtré pour séparer le précipité qui s'était formé sous l'influence de l'hydrogène sulfuré ; ce précipité, lavé à l'eau distillée, était traité par une solution d'ammoniaque au tiers qui dissout le sulfure d'arsenic à l'exclusion des autres éléments du précipité. Ce liquide de filtration recueilli dans une capsule était évaporé à sec au bain-marie ; le résidu, traité par l'acide azotique pur, était évaporé de nouveau à sec ; nous faisions agir alors l'acide azotique additionné de quelques gouttes d'acide sulfurique et, après avoir évaporé au bain-marie d'abord, puis au bain de sable, nous reprenions le résidu par 50 centimètres cubes d'eau acidulée d'acide sulfurique. C'est cette solution qui était introduite dans l'appareil de Marsch.

Toutes les urines ont été traitées de cette façon ; voici les résultats que nous a fournis l'appareil de Marsch, après nous être assuré chaque fois de la pureté de nos produits en le faisant fonctionner une heure à blanc, et avoir constaté que nous n'avions pas de pertes d'arsenic en écrasant très fréquemment la flamme de l'appareil sur une capsule de porcelaine.

1. — Urine des 24 heures après l'ingestion de 0,005 d'$As^2O^3$ dans 10 grammes de beurre. L'appareil de Marsch ne décèle pas trace d'arsenic.

2. — Urines des 24 heures après l'ingestion de 0,010

d'$As^2O^3$ dans 10 grammes de beurre. L'appareil de Marsch = néant.

3. — Urines des 24 heures après l'ingestion de 0,015 d'$As^2O^3$ dans 10 grammes de beurre. L'appareil de Marsch = néant.

4. — Urines des 24 heures après l'ingestion de 0,020 d'$As^2O^3$ dans 10 grammes de beurre. L'appareil de Marsch = néant.

5. — Urines des 24 heures après l'ingestion de 0,025 d'$As^2O^3$ dans 10 grammes de beurre. L'appareil de Marsch = néant.

6. — Urines des 24 heures après l'ingestion de 0,030 d'$As^2O^3$ dans 10 grammes de beurre. L'appareil de Marsch décèle un anneau très discret, brun très pâle, visible seulement par transparence sur un fond blanc. Il a une longueur de 1 cent. 1/2. Il n'est pas homogène, mais plutôt formé par la confluence de petites taches très petites. Il est impondérable.

7. — Urines des premières 24 heures qui ont succédé à l'ingestion du beurre arsenical. L'appareil de Marsch décèle un anneau qui a les mêmes caractères d'intensité et de dimensions que le précédent. Il est également impondérable.

8. — Urines des secondes 24 heures qui ont succédé à l'ingestion du beurre arsenical. L'appareil de Marsch décèle un anneau bien net de 2 centimètres de long de couleur brun assez foncé, à reflets brillants métalliques.

9. — Urines des troisièmes 24 heures qui ont succédé à l'ingestion du beurre arsenical. L'appareil de Marsch décèle un anneau très net, de 1 cent. 1/2 de longueur, il a absolument les mêmes caractères que le précédent.

**BEURRE ARSENICAL**

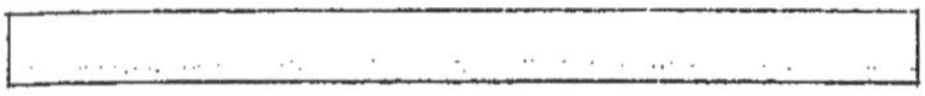

N° 1. — Après ingestion de 0,005 d'acide arsénieux.

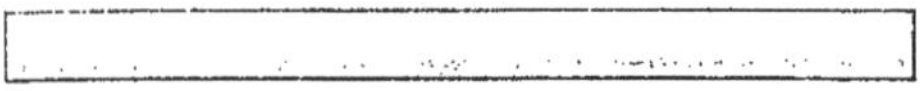

N° 2. — Après ingestion de 0,010 d'acide arsénieux.

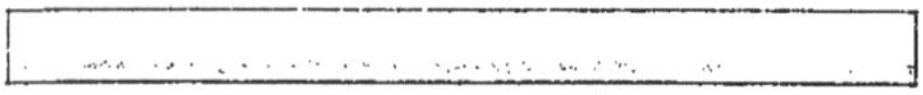

N° 3. — Après ingestion de 0,015 d'acide arsénieux.

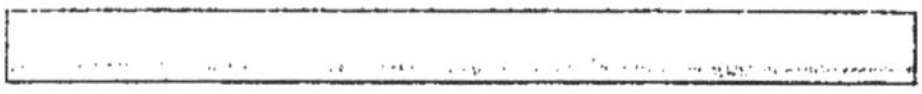

N° 4. — Après ingestion de 0,020 d'acide arsénieux.

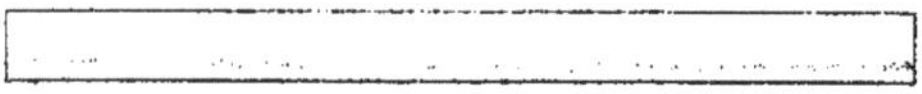

N° 5. — Après ingestion de 0,025 d'acide arsénieux.

N° 6. — Après ingestion de 0,030 d'acide arsénieux.

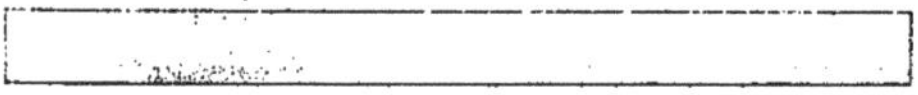

N° 7. — 1ᵉˢ 24 heures après la cessation du traitement.

N° 8. — 2ᵉˢ 24 heures après la cessation du traitement.

N° 9. — 3ᵉˢ 24 heures après la cessation du traitement.

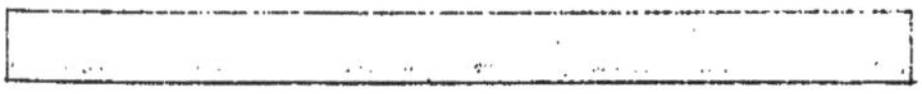

N° 10. — 4ᵉˢ 24 heures après la cessation du traitement.

**LIQUEUR DE BOUDIN**

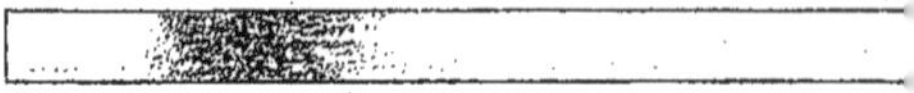

N° 11. — Après ingestion de 0,005 d'acide arsénieux.

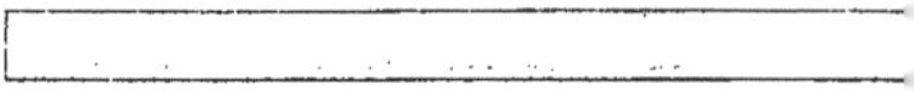

N° 12. — Après ingestion de 0,010 d'acide arsénieux.

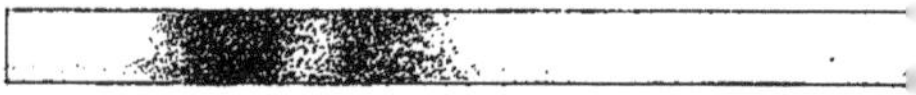

N° 13. — Après ingestion de 0,015 d'acide arsénieux.

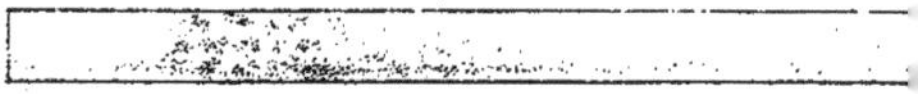

N° 14. — Après ingestion de 0,020 d'acide arsénieux.

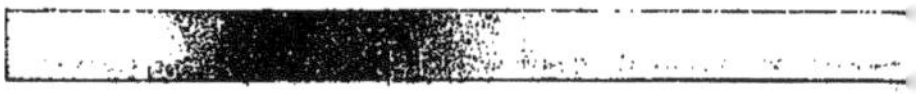

N° 15. — Après ingestion de 0,025 d'acide arsénieux.

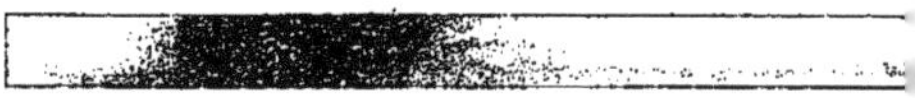

N° 16. — Après ingestion de 0,030 d'acide arsénieux.

10. — Urines des quatrièmes 24 heures qui ont succédé à l'ingestion du beurre arsenical.

L'appareil de Marsch = néant.

11. – Urines des 24 heures après l'ingestion de 0 gr.005 d'acide arsniéeux (liqueur de Boudin : 5 grammes). L'appareil de Marsch décèle un anneau très net, long de 2 centimètres, couleur brun mordoré, à reflets métalliques.

12. — Urines des 24 heures après l'ingestion de 0 gr. 010 d'acide arsénieux (liqueur de Boudin : 10 grammes).

L'appareil de Marsch : néant.

13. — Urines des 24 heures succédant à l'ingestion de 0 gr. 015 d'acide arsénieux (liqueur de Boudin : 15 grammes). L'appareil de Marsch décèle un anneau assez intense, long de 3 centimètres ; son aspect n'est pas homogène, mais tacheté. Sur une longueur d'un centimètre, il est particulièrement accentué.

14. — Urines des 24 heures succédant à l'ingestion de 0 gr. 020 d'acide arsénieux (liqueur de Boudin : 20 gr.). L'appareil de Marsch décèle un anneau long de 3 centimètres; il est assez épais, mais non uniforme ; il présente une couleur jaune clair parsemée de temps en temps de petites taches brunes à aspect métallique ; sa couleur diffère assez sensiblement de la teinte brune des autres anneaux arsenicaux.

15. — Urines des 24 heures succédant à l'ingestion de 0 gr. 025 d'acide arsénieux (liqueur de Boudin : 25 grammes). L'appareil de Marsch décèle un anneau très intense et très épais ; sa partie moyenne, très bien limitée, mesure 1 cent. 3/4 de longueur ; elle est de couleur brun

noirâtre et présente des reflets brillants. Aux deux extrémités de cette partie moyenne sont deux zones extrêmes qui s'atténuent en allant vers la périphérie; elles ont toutes deux une teinte brun mordoré et mesurent, l'une 1 centimètre, l'autre, 1 cent. 1/2. La longueur totale de l'anneau est donc de 4 cent. 1/4.

16. — Urines des 24 heures succédant à l'ingestion de 0 gr. 003 d'acide arsénieux (liqueur de Boudin : 30 grammes). L'appareil de Marsch décèle un anneau très intense, épais, homogène, brun mordoré, à reflets métalliques, l'extrémité qui regarde l'appareil générateur est terminée suivant une ligne circulaire très nette ; l'extrémité qui correspond à la partie effilée du tube se termine insensiblement; à ce niveau, le dépôt est un peu moins homogène qu'ailleurs. Longueur totale de l'anneau, 2 cent. 1/2.

Pendant l'administration du beurre arsenical, nous n'avons dceélé l'arsenic dans les urines que le dernier jour, lors de l'ingestion de la dose maxima ; trois jours après, nous en retrouvions encore et le quatrième jour, il n'y en avait plus.

La contradiction paraît absolue entre ces résultats et ceux de Chapuis. Mais, nos expériences ne sont en rien semblables aux siennes en raison des doses administrées et des sujets soumis au traitement. Aussi bien, nous tombons d'accord avec cet expérimentateur pour constater la tolérance des malades pour l'arsenic associé aux corps gras. Ce n'est que pour interpréter cette tolérance qu'il nous faut émettre des hypothèses différentes des siennes.

Nous n'avons trouvé que très peu d'arsenic éliminé

après l'ingestion du beurre arsenical ; or, cela peut tenir à deux causes :

*A.* — L'arsenic peut n'avoir pas été absorbé ; l'analyse des matières fécales aurait pu fournir ici une réponse catégorique. Le temps nous a malheureusement manqué pour faire des recherches dans ce sens. Néanmoins, nous pensons que l'arsenic associé au beurre est absorbé sensiblement aussi bien que lorsqu'il est simplement en solution dans l'eau. Nous en voulons pour preuve l'expérience que nous relatons à la page 55, et à laquelle nous prions le lecteur de se reporter.

En faisant le pourcentage à l'aide des résultats qui y sont produits, nous trouvons qu'après l'ingestion du beurre arsenical 81,2 p. 100 d'acide arsénieux ont été absorbés ; après celle du même acide en nature 88,2 p. 100 ; ces chiffres sont assez voisins l'un de l'autre et il nous est impossible d'utiliser l'écart qui les sépare en faveur de l'une ou l'autre préparation ; dans des recherches de cette nature, de si faibles différences sont de l'ordre des erreurs d'expérience, et nous admettons une absorption sensiblement égale dans les deux cas. Nous pouvons d'ailleurs, à défaut d'une preuve catégorique que l'analyse des fecès de notre malade nous eût sans doute fournie, démontrer l'absorption du beurre arsenical par deux ordres d'arguments :

1° Nous invoquerons l'expérience de Chapuis où cet auteur a pu saisir sur le fait l'absorption du beurre arsenical en sacrifiant des animaux à différentes heures après l'administration du médicament, en analysant le contenu gastro-intestinal, le sang et la lymphe.

2° Nous ferons remarquer que l'administration du beurre arsenical est suivie, dans le traitement de la chorée, de résultats thérapeutiques équivalents à ceux que nous obtenons par la liqueur de Boudin. Or, s'il n'y avait pas absorption, il nous faudrait expliquer ce résultat très appréciable par le seul passage de l'arsenic à travers le tube digestif; cette hypothèse nous semble peu vraisemblable, et nous pensons qu'il est plus logique de conclure à l'absorption.

B. — Admettons donc cette absorption; une objection s'élève immédiatement; l'arsenic a été absorbé, il ne s'est pas éliminé; donc il est resté localisé dans l'organisme. Or, cette localisation entraîne d'habitude avec elle une série de phénomènes d'intoxication que nous n'avons jamais rencontrés chez les malades soumises à l'ingestion du beurre arsenical. Comment expliquer le fait?

1° Le beurre arsenical n'est absorbé que dans l'intestin et non pas dans l'estomac; il l'est donc beaucoup plus tard que la liqueur de Boudin qui elle s'absorbe presque toute au niveau de la muqueuse gastrique; par sa pénétration en masse dans l'organisme, elle étonne en quelque sorte les tissus et produit tous les signes d'une intoxication aiguë. Le beurre arsenical, au contraire, ne pénètre dans l'économie qu'au fur et à mesure de la digestion des graisses par la bile et le suc pancréatique, c'est-à-dire suivant un processus très lent, sans que nous puissions, en l'état actuel des choses, nous prononcer sur la cause, physique ou chimique, de cette lenteur d'absorption.

2° Au sortir du tube digestif, tandis que la solution aqueuse d'arsenic se trouve immédiatement lancée dans le courant sanguin, l'arsenic associé au beurre passe dans la lymphe, se répartit dans toute sa masse, et ne pénétre que très graduellement dans le sang. Son arrivée au niveau des tissus sera donc ralentie et régularisée. Elle se fera de plus sur une bien plus grande étendue, étant donnée la grande surface que présente la circulation lymphatique par rapport à celle du sang. L'arsenic administré conjointement au beurre imprégnant l'organisme beaucoup plus lentement, et se répartissant plus uniformément, ne produira pas en se localisant les phénomènes aigus que provoque la liqueur de Boudin.

3° Il est possible, mais non démontré que la théorie de la combinaison entre la molécule grasse et la molécule arsenicale soit vraie ; mais nous ne devons la considérer que comme une simple vue de l'esprit ; elle est assez séduisante, mais n'a reçu aucune vérification. Elle nous permet toutefois de faire l'hypothèse suivante, mais sous toutes réserves : La combinaison entre l'arsenic et la graisse, se localisant dans l'organisme, est telle que sa dissociation est désormais irréalisable ou très difficile ainsi que la mise en liberté de l'arsenic et partant les effets toxiques qu'elle entraînerait. Mais, nous le répétons, nous ne donnons cette interprétation que pour ce qu'elle vaut, car les considérations précédentes, conformes aux données le plus sûrement acquises sur la toxicologie de l'arsenic, nous semblent suffisantes à expliquer la tolérance du beurre arsenical.

---

## CHAPITRE III

### MODE D'ADMINISTRATION ET AVANTAGES DU BEURRE ARSENICAL

Quelques mots d'abord sur la préparation du beurre arsenical. La quantité de beurre à employer est invariablement fixée à 10 grammes, quelle que soit la quantité du principe actif qu'on lui incorpore. — Pour préparer le mélange, on prend une quantité connue d'acide arsénieux, celle qui sera administrée durant le cours du traitement, soit 0 gr. 18. On l'additionne de chlorure de sodium en quantité telle que 0 gr. 10 de ce corps correspondent à 0 gr. 005 d'acide arsénieux. Dans le cas particulier, on additionnera donc 0 gr. 18 d'acide arsénieux de 3 gr. 60 de chlorure de sodium et on aura un mélange du poids de 3 gr. 78. Ce mélange sera très intime et surtout très uniforme ; il a pour but d'augmenter le poids et par conséquent le volume du principe actif ; il facilitera ainsi les divisions ultérieures en atténuant l'erreur personnelle inhérente à toute pesée. Mais, nous le répétons, pour atteindre ce résultat, il faudra un mélange parfaitement uniforme. Le chlorure de sodium ne sera pas là simplement en corps inerte, il aura pour effet de saler un peu le beurre et de rendre la préparation plus agréable au goût.

Le mélange étant fait dans la proportion indiquée, 0 gr. 005 d'acide arsénieux correspondent à 0 gr. 105 du mélange. Comme les doses du principe actif sont successivement de 0 gr. 005, 0 gr. 010, 0 gr. 015, 0 gr. 020, 0 gr. 025, 0 gr. 030, et qu'elles redescendent ensuite par une courbe analogue, mais inverse à 0 gr. 005, on pèsera successivement du mélange 0 gr. 105, 0 gr. 210, 0 gr. 315, 0 gr. 420, 0 gr. 525, 0 gr. 630, puis on redescendra à 0 gr. 105. Chacune de ces quantités du mélange sera triturée en temps opportun dans 10 grammes de beurre frais : l'acide arsénieux et le chlorure de sodium s'y mélangent parfaitement. Le beurre arsenical ainsi préparé est donné étendu sur du pain, sous forme de tartines, et il est accepté par les enfants avec la plus grande facilité.

Le médicament ne sera jamais administré à jeun : l'expérimentation a démontré que toutes les fois que des chiens recevaient le mélange beurre et arsenic à jeun, ils étaient pris d'accidents qu'on ne constatait pas alors que les mêmes doses étaient administrées avec les aliments. Nous ne nous chargerons pas d'expliquer cette constatation : ce serait d'ailleurs difficile, car, dans ces cas d'intolérance, jamais on n'a trouvé sur la muqueuse gastrique la moindre lésion pouvant matériellement expliquer les vomissements. C'est là un simple fait d'observation.

La tolérance maxima fut obtenue, en expérimentation, en administrant le beurre arsenical pendant ou après les repas. Les malades que nous avons vu traiter dans le service de M. le professeur agrégé Weill recevaient le médicament pendant le repas, vers la fin.

La dose est, on le voit, administrée en une seule fois, mais elle n'est donnée que tous les deux jours. La méthode de M. le professeur agrégé Weill diffère en ce point radicalement de celles que nous combattons. *A priori*, il y a là une infériorité; avec la liqueur de Boudin, une chorée, nous dira-t-on, est guérie en neuf jours en moyenne alors qu'avec le beurre arsenical, il faut attendre plus du double de temps pour obtenir le même résultat. Nous allons voir que cette objection n'a pas une grande valeur et qu'elle est bien plus apparente que réelle. Le médicament n'est donné que tous les deux jours pour éviter avec certitude toute complication. Évidemment, comme pendant toute une partie du traitement, au début et à la fin, on ne donne que relativement peu d'arsenic, l'administration du remède pendant ces deux périodes pourrait être quotidienne. Mais est-il bien besoin de créer une règle particulière pour les premiers et les derniers jours du traitement? Nous ne le pensons pas, car, la surveillance du malade par un médecin n'étant pas nécessaire au cours de notre médication, celle-ci peut être laissée entre les mains de personnes incompétentes. Or, dans ce cas, ce serait exposer le malade à une erreur possible de la part de son entourage que d'imposer une règle de plus. D'ailleurs, l'utilité serait insignifiante puisque le traitement est très bien toléré.

Nous comprenons parfaitement que les partisans de la liqueur de Boudin prescrivent une ingestion quotidienne; ils ont des accidents inhérents à leur méthode et ils s'en rendent parfaitement compte. Ils savent aussi que ces accidents cessent à peu près immédiatement avec la suppression du traitement, mais que sa suspension temporaire, pendant un jour par exemple, n'amène pas toujours la disparition des phénomènes d'intoxication; ils sont donc amenés tout naturellement, puisqu'ils prescrivent des doses massives d'arsenic, à les donner le plus rapidement possible et à se débarrasser au plus vite de cette période désastreuse, mais qu'il faut subir. Mais nous, qui savons que l'espacement des doses de quarante-huit heures en quarante-huit heures suffira pour que notre traitement ne soit obscurci d'aucun incident, nous n'avons aucune raison de courir, de gaieté de cœur, à des complications possibles.

Au reste, nous avons dit plus haut que l'objection de la plus longue durée du traitement était plus apparente que réelle; voici la confirmation de cette assertion : le docteur Del Pozo nous apprend en effet, dans sa thèse, que lorsque la courbe médicamenteuse est terminée, si la chorée a quelquefois complètement cessé, souvent il existe encore quelques mouvements : « Il suffit alors, dit-il, de garder l'enfant au lit, au repos absolu pour parfaire la cure qui est obtenue complète et définitive au bout de *quelques jours*, grâce à ce que le sujet se trouve saturé d'arsenic. »

Ainsi, après les neuf jours qu'a duré l'administration de l'arsenic, il faut encore un repos au lit de quelques jours. Un chiffre plus précis que le terme de quelques jours nous eût peut-être montré qu'il s'en faut de très peu de chose pour qu'on atteigne les trois semaines que nous imposons à nos malades, et qui marquent la guérison complète des phénomènes choréiques.

Mais, voici un fait qui semble prouver qu'on pourrait peut-être administrer le beurre arsenical tous les jours, aux doses indiquées : ayant fait part de nos recherches à un de nos camarades, le docteur Spick, celui-ci eut l'occasion de traiter un cas de chorée par le beurre arsenical ; il ne suivit pas, par inadvertance, nos conseils relatifs à l'espacement des doses de quarante-huit heures en quarante-huit heures et donna 0 gr. 18 d'acide arsénieux en douze jours. Voici, d'ailleurs, l'observation que nous devons à son obligeance :

OBSERVATION 73

D..., Jeanne, douze ans, habitant Maubeuge, est atteinte en septembre 1899 d'une récidive de chorée grave, pour laquelle elle avait déjà été soignée quelque temps auparavant par la liqueur de Boudin. Les mouvements choréiques sont très intenses, généralisés à la face, au cou, au tronc et aux membres ; les membres inférieurs sont moins agités que les autres parties du corps.

On institue le traitement arsenical le 13 septembre. On commence à 0 gr. 005 d'acide arsénieux et on élève la dose de 0 gr. 005 par jour, jusqu'à 0 gr. 030.

| | | | |
|---|---|---|---|
| Le 13 | novembre | 0 gr. 005 | d'acide arsénieux |
| — 14 | — | 0 gr. 010 | — |
| — 15 | — | 0 gr. 015 | — |
| — 16 | — | 0 gr. 020 | — |
| — 17 | — | 0 gr. 025 | — |
| — 18 | — | 0 gr. 030 | — |
| — 19 | — | rien | — |
| — 20 | — | 0 gr. 025 | — |
| — 21 | — | 0 gr. 020 | — |
| — 22 | — | 0 gr. 015 | — |
| — 23 | — | 0 gr. 010 | — |
| — 24 | — | 0 gr. 005 | — |

A cette dose, un jour de trêve, puis descente quotidienne de la dose médicamenteuse jusqu'à 0 gr. 005.

Durée du traitement : douze jours. On ne note pas le moindre accident au cours de ce traitement. La chorée était très améliorée au bout de ces douze jours, mais non encore complètement guérie : ce résultat ne fut atteint que huit jours environ après la cessation du traitement.

Cette observation est intéressante à deux points de vue :

Elle nous montre qu'on pourrait administrer impunément l'acide arsénieux tous les jours. Nous n'insisterons pas davantage sur ce point, car, c'est là un fait isolé ; et il serait téméraire d'en tirer des conclusions. De plus, la malade avait été soumise quelque temps auparavant à l'influence de la liqueur de Boudin. Or, nous avons remarqué constamment la plus grande tolérance des sujets vis-à-vis de l'arsenic, quand on administre celui-ci pour la seconde fois.

En second lieu, nous voyons que la chorée n'a pas cédé immédiatement aux douze jours de traitement ; cela correspond bien à la remarque du docteur Del Pozo relative aux quelques jours qui suivent l'administration de l'acide arsénieux.

Il semble donc que si l'arsenic à hautes doses arrive à « juguler » pour ainsi dire la chorée en quelques jours, il lui faut cependant un temps matériel minimum pour faire disparaître totalement les mouvements choréiques, de sorte que, nous le répétons, tout compte fait, le temps employé par les deux méthodes pour arriver à un résultat définitif est sensiblement égal.

Telles sont les règles suivant lesquelles M. le professeur

agrégé Weill administre le beurre arsenical. Quels sont les résultats de cette méthode ?

Nous les envisagerons à deux points de vue : après avoir montré la grande facilité d'administration de cette médication, nous examinerons la façon dont se comporte la chorée sous son influence.

Tout d'abord, le repos absolu au lit n'est pas nécessaire non plus que l'isolement recommandé par le docteur Comby. Nul besoin de régime lacté pour favoriser l'élimination : les malades reçoivent une alimentation abondante qu'ils réclament d'ailleurs, car le tube digestif restant en excellent état, on constate, dans tous les cas, une augmentation notable de l'appétit ; c'est là, nous pensons, un adjuvant considérable quand il s'agit de traiter des enfants, le plus souvent débiles et anémiques, et le contraste est frappant avec l'inappétence et l'anorexie des malades soignés par la liqueur de Boudin.

L'absence de phénomènes d'intoxication, même les plus légers, étant la règle absolue, la présence quotidienne du médecin, nécessaire quand on emploie la liqueur de Boudin, ne s'impose plus ici ; le traitement peut être remis entre des mains incompétentes puisque aucune complication n'est à redouter.

Nous ferons remarquer, en dernier lieu, que les mêmes doses sont administrées impunément aux enfants de tout âge : l'observation 88 est significative à cet égard ; il s'agit d'une enfant de quatre ans, qui a reçu 0 gr. 18 d'acide arsénieux en suivant la courbe ordinaire.

Nous terminerons en disant en quelques mots comment se comporte la chorée au cours de ce traitement : les résultats ne sont pas supérieurs en ce point à ceux qu'on obtient avec la méthode du Dr Comby mais ils les valent. Les premières doses de beurre arsenical restent le plus souvent sans effet appréciable ; ce n'est que lorsqu'on atteint 0 gr. 025 ou même 0 gr. 030 d'acide arsénieux que l'on constate une amélioration notable ; celle-ci, à partir de ce moment, s'accentue de jour en jour, si bien que lorsqu'on est redescendu à 0 gr. 015 ou 0 gr. 010, le plus souvent la guérison est obtenue. Nous n'insisterons d'ailleurs pas davantage sur ce point ; la lecture des observations qui suivent sera plus édifiante à ce sujet que tout commentaire et nous laisserons parler les faits d'eux-mêmes.

## OBSERVATIONS

### DE MALADES TRAITÉS PAR LE BEURRE ARSENICAL

(Dues à l'obligeance de M. le Professeur agrégé WEILL)

---

### OBSERVATION 74

*(Inédite)*

Marie S..., onze ans et demi, entre salle Saint-Ferdinand, lit n° 32, le 26 décembre 1898. Père et mère bien portants. Aucune maladie antérieure.

Il y a deux ans première attaque de chorée sans cause connue; elle dura quinze jours environ. Il y a deux mois, violente frayeur. Cinq jours après, début des mouvements choréiques actuels, aussi marqués d'emblée que maintenant.

A son entrée, facies grimaçant La marche est assez difficile. Les mouvements désordonnés sont aussi marqués dans les membres supérieurs que dans les membres inférieurs. Cessation des mouvements pendant le sommeil qui est calme. Un peu de chorée cardiaque; arythmie légère; pas de souffle organique.

*Traitement.* — On commence le traitement le 29 décembre. jour où on prescrit :

| | |
|---|---|
| Acide arsénieux . . . . . . . | 0 gr. 005 |
| Beurre . . . . . . . . . . . . | 10 gr. |

Le 31, 0 gr. 01 d'acide arsénieux; le 2 janvier 1899, 0 gr. 02; le 4, 0 gr. 025; le 6, 0 gr. 03; le 8, 0 gr. 03; le 10, 0 gr. 03. La chorée est légèrement modifiée.

Le 12, 0 gr. 03; le 14, 0 gr. 03. La chorée est très améliorée, presque tous les mouvements ont disparu. L'appétit a été considérable. La malade quitte le service le 15 janvier, avant d'avoir terminé son traitement, sur les instances des parents. La malade a absorbé en seize jours 0 gr. 20, sans avoir éprouvé le moindre malaise.

## OBSERVATION 75

(*Inédite*)

Jeanne R..., huit ans et demi, entre à la Charité, salle Saint-Ferdinand, lit n° 14, le 28 décembre 1898.

Père et mère bien portants; trois frères et sœurs morts tous les trois, l'un d'une méningite, les deux autres d'affections indéterminées. A deux ans, l'enfant fut traitée pour une série de furoncles et probablement aussi pour une conjonctivite.

Première atteinte de chorée en octobre 1897, à la suite d'une frayeur: les mouvements étaient généralisés, avec prédominance cependant du côté droit. Elle fit un séjour de trois semaines dans le service où elle fut traitée par l'antipyrine. Première récidive en juin 1898; traitée également par l'antipyrine.

L'enfant rentre le 8 novembre 1898 pour une troisième atteinte.

L'antipyrine n'ayant donné aucun résultat, on laisse simplement l'enfant au repos et on la soumet à l'hydrothérapie.

Elle rentre le 28 décembre 1898. Les mouvements choréiques sont d'intensité moyenne; ils sont plus faibles du côté gauche que du côté droit; de ce côté, diminution notable de la force musculaire. La malade ne mange que très difficilement. La parole est embarrassée. La marche est possible quoique saccadée.

*Traitement*

Dans 10 grammes de beurre :

| | | |
|---|---|---|
| 29 décembre 1898. . . . | 0 gr. 005 | d'acide arsénieux |
| 31 — . . . . | 0 gr. 010 | — |
| 2 janvier 1899 . . . . | 0 gr. 015 | — |
| 4 — . . . . | 0 gr. 020 | — |
| 6 — . . . . | 0 gr. 025 | — |
| 8 — . . . . | 0 gr. 030 | — |

Légère amélioration. L'enfant mange mieux. La parole est moins difficile.

| | | |
|---|---|---|
| 10 janvier 1899 . . . . | 0 gr. 035 | d'acide arsénieux |
| 12 — . . . . | 0 gr. 030 | — |
| 14 — . . . . | 0 gr. 030 | — |
| 16 — . . . . | 0 gr. 025 | — |

Disparition à peu près complète des mouvements.

| | | |
|---|---|---|
| 18 janvier 1899. . . . | 0 gr. 020 | d'acide arsénieux |
| 20 — . . . . | 0 gr. 015 | — |
| 22 — . . . . | 0 gr. 010 | — |
| 24 — . . . . | 0 gr. 005 | — |

Les mouvements ont disparu. La marche est excellente. La parole est libre. La force musculaire est revenue dans le membre supérieur droit. L'écriture ne ressemble en rien à celle de l'entrée. Le caractère n'est plusaussi bizarre, l'enfant répond volontiers aux questions qu'on lui pose. La malade reste en observation à l'hôpital jusqu'au 21 février. L'amélioration constatée à la cessation du traitement se maintient. La malade a absorbé 0 gr. 275 en vingt-sept jours sans avoir présenté une seule fois le moindre malaise. Le 16 janvier, c'est-à-dire au bout de dix-neuf jours, le résultat était à peu près définitif.

## OBSERVATION 76

*(Inédite)*

Séraphine D..., douze ans et demi, entre à la clinique, salle Saint-Ferdinand, lit n° 9, le 2 février 1899.

Père bien portant; mère morte de tuberculose à trente-six ans.

Comme antécédents personnels, varicelle à trois ans, rougeole à six ans. Pas de coqueluche. Jamais de convulsions.

Débuts des mouvements il y a quinze jours, à la suite d'une violente émotion. Les bras et la tête ont été les premiers atteints.

A l'entrée, facies grimaçant, contractions des commissures, mouvements incessants des yeux. La parole est difficile. La déglutition est normale. La tête est continuellement agitée. La démarche est très sautillante, la malade ne peut marcher sans appui. Pas de modification du caractère. Au cœur, souffle mésocardiaque inconstant.

*Traitement*

| | | |
|---|---|---|
| 3 février. . . . . . | 0 gr. 005 | d'acide arsénieux |
| 5 — . . . . . . . | 0 gr. 010 | — |
| 7 — . . . . . . . | 0 gr. 015 | — |
| 9 — . . . . . . . | 0 gr. 020 | — |
| 11 — . . . . . . . | 0 gr. 025 | — |
| 13 — . . . . . . . | 0 gr. 030 | — |
| 15 — . . . . . . . | 0 gr. 030 | — |
| 17 — . . . . . . . | 0 gr. 025 | — |
| 19 — . . . . . . . | 0 gr. 020 | — |
| 21 — . . . . . . . | 0 gr. 015 | — |
| 23 — . . . . . . . | 0 gr. 010 | — |
| 25 — . . . . . . . | 0 gr. 005 | — |

Jusqu'au 15 février aucune modification dans l'état de la malade. Mais à partir de ce jour, les mouvements de la tête et des membres supérieurs, les plus intenses au début, diminuent un peu.

Le 19, grande amélioration. Les mouvements de la tête ont à peu près disparu. La parole est beaucoup plus facile et plus rapide. Les mouvements volontaires sont bien plus réguliers. La malade mange seule. La marche est très modifiée ; au lieu de traîner les pieds et de les tordre, la malade les soulève et les porte bien en avant.

Après la cessation du traitement, on garde la malade en observation jusqu'au 22 février. La guérison se maintient et à la sortie, on ne constate plus que de temps en temps quelques légers mouvements très fugaces au niveau des mains. La malade a absorbé 0 gr. 21 d'acide arsénieux. L'état général a été beaucoup amélioré ; l'appétit a augmenté notablement.

## OBSERVATION 77

*(Inédite)*

Jeanne V..., onze ans, entre à la clinique, salle Saint-Ferdinand, lit n° 13, le 23 janvier 1899.

Père atteint de bronchite chronique, mère bien portante. Un frère atteint de chorée à onze ans : durée seize mois y compris des récidives.

Comme antécédents personnels, on relève une bronchite à quatre ans, une rougeole à cinq ans, une coqueluche à sept ans et demi. Depuis, la malade a fait deux séjours dans le service pour une affection pulmonaire. L'affection pour laquelle la malade rentre dans le service a débuté il y a un mois, sans cause connue, par des troubles du caractère. Les mouvements sont survenus huit jours après cette modification, il y a donc trois semaines. On constate à l'entrée une chorée d'intensité moyenne ; il n'y a pas de mouvements anormaux de la tête ; on en constate dans les membres inférieurs ; mais ils présentent leur maximum d'incoordination dans les membres supérieurs. Grande maladresse de ce côté : la malade ne peut manger seule.

*Traitement*

| | | |
|---|---|---|
| 26 janvier | 0 gr. 005 | d'acide arsénieux |
| 28 — | 0 gr. 010 | — |
| 30 — | 0 gr. 015 | — |
| 1er février | 0 gr. 020 | — |
| 3 — | 0 gr. 025 | — |
| 5 — | 0 gr. 030 | — |
| 7 — | 0 gr. 025 | — |
| 9 — | 6 gr. 020 | — |
| 11 — | 0 gr. 015 | — |
| 13 — | 0 gr. 010 | — |
| 15 — | 0 gr. 005 | — |

Le 30 janvier, les mouvements semblent diminués, surtout aux membres inférieurs : la marche est beaucoup améliorée. La modification est moins nette du côté des membres supérieurs.

Le 3 février, la marche est normale. Les bras sont beaucoup moins agités. La malade exécute avec une certaine régularité les mouvements qu'on lui ordonne ; elle arrive à porter seule la cuiller à la bouche.

On cesse le traitement le 15. Tous les mouvements ont disparu depuis le 11. Mais la malade reste très impressionnable et le seul fait d'imposer à ses mains une position stable en y fixant son attention y provoque quelques mouvements, très fugaces d'ailleurs. La malade est observée jusqu'au 22 février. La guérison s'est maintenue.

Excellent état général. Augmentation de l'appétit. La malade a absorbé impunément 18 centigrammes d'acide arsénieux.

## OBSERVATION 78

(*Inédite*)

Marie B..., dix ans et demi, entre le 24 janvier 1899 à la clinique, salle Saint-Ferdinand, lit n° 32.

Enfant naturelle. — La mère serait morte de la variole à trente et un ans et aurait eu la chorée à dix ans.

Dans les antécédents personnels, on ne note que quelques bronchites passagères. L'affection pour laquelle elle entre actuellement a débuté il y a un mois par des troubles du caractère et presque en même temps par des mouvements de la face. Depuis huit jours, l'agitation est extrême, l'alimentation très difficile.

On constate à l'entrée une chorée très intense. — La face est grimaçante, la langue est animée continuellement de mouvements de propulsion. Aussi la parole est à peu près impossible; on n'arrive que difficilement à faire ingérer la nourriture à la malade. — Du côté des membres, l'agitation est tout aussi marquée aux membres supérieurs qu'aux inférieurs, à droite gauche. Le tronc est également animée de contorsions incessantes. qu'à La marche n'est possible qu'en soutenant la malade. Le caractère n'est pas modifié. — L'état général est assez satisfaisant. Quelques irrégularités dans les bruits du cœur.

*Traitement.*

24 janvier. . . . . . . 0 gr. 005 d'acide arsénieux.
26 — . . . . . . . 0 gr. 010 —
28 — . . . . . . . 0 gr. 015 —
30 — . . . . . . . 0 gr. 020 —
1er février. . . . . . 0 gr. 025 —
3 — . . . . . . . 0 gr. 030 —
5 — . . . . . . . 0 gr. 025 —
7 — . . . . . . . 0 gr. 020 —
9 — . . . . . . . 0 gr. 015 —
11 — . . . . . . . 0 gr. 010 —
13 — . . . . . . . 0 gr. 005 —

*28 janvier.* — L'état est resté stationnaire. L'alimentation est toujours très pénible, la malade ne mange que des soupes et des légumes en purée, vu l'impossibilité de la mastication et la difficulté de la déglutition.

*3 février.* — Amélioration sensible. La face est moins grimaçante ; les mouvements du tronc et des membres ont beaucoup diminué d'intensité, seule la rotation et la projection de la langue ont été peu modifiées. Pour la première fois, on constate ce même jour sur la face supérieure de la langue une plaque ulcérée, allongée dans le sens antéro-postérieur, d'un centimètre de long sur quatre centimètres de largeur environ; les bords en sont blancs, le fond jaunâtre sanieux. Elle peut peut-être expliquer la légère élévation de température constatée le 2 février : 38° 1, car rien d'autre ne semble causer cette ascension thermique.

*7 février.* — Les mouvements des membres et du tronc ont à peu près disparu. La face et la tête restent encore agitées.

Les mouvements de la langue sont un peu modifiés.

Cessation du traitement le 13. Depuis l'amélioration s'est achevée.

Le 14 et le 15, on constate la disparition des mouvements de la langue et les jours suivants, la malade arrive à manger seule ; la parole, de saccadée qu'elle était, devient à peu près normale. La malade, qui avait été atteinte d'une chorée très intense, est observée jusqu'au 26 mars. La guérison est complète à la sortie, mais l'état général n'est pas brillant à cause de la difficulté de l'alimentation. La malade part pour Longchêne après avoir absorbé 18 centigrammes d'acide arsénieux sans avoir ressenti le moindre trouble imputable à l'arsenic.

## OBSERVATION 79

*(Inédite)*

Marie M..., huit ans, entre le 4 avril 1899 à la clinique, salle Saint-Ferdinand, lit n° 32. Parents et grands-parents rhumatisants. Bonne santé habituelle ; pas de convulsions.

Première atteinte de chorée en janvier 1896, à la suite d'une frayeur, traitée dans le service par l'antipyrine. Amélioration rapide. Depuis le premier séjour, les mouvements choréiques ont reparu périodiquement chaque année. La malade entre donc aujourd'hui pour une troisième récidive.

Les mouvements choréiques sont assez intenses. La face et les membres sont pris à peu près également. Troubles de la parole et de la déglutition assez marqués.

*Traitement.* — On tente d'abord l'emploi du vanadate de soude. On commence le 6 avril, on continue jusqu'au 9 mai et on s'arrête en présence de l'inefficacité absolue de cette médication. Le 9 mai, on prescrit le beurre arsenical :

| | | |
|---|---|---|
| 9 mai . . . . . . . . | 0 gr. 005 | d'acide arsénieux |
| 11 — . . . . . . . . | 0 gr. 010 | — |
| 13 — . . . . . . . . | 0 gr. 015 | — |
| 15 — . . . . . . . . | 0 gr. 020 | — |
| 17 — . . . . . . . . | 0 gr. 025 | — |
| 19 — . . . . . . . . | 0 gr. 030 | — |
| 21 — . . . . . . . . | 0 gr. 025 | — |
| 23 — . . . . . . . . | 0 gr. 020 | — |
| 25 — . . . . . . . . | 0 gr. 015 | — |
| 27 — . . . . . . . . | 0 gr. 010 | — |
| 29 — . . . . . . . . | 0 gr. 005 | — |

Peu de changement dans son état jusqu'au 19. Seule la marche paraît moins embarrassée.

Du 19 au 29, on note une amélioration sensible dans les mouvements. La malade mange seule. Elle reste dans le service jusqu'au 26 juin et on constate que le mieux s'est encore accentué jusqu'au 5 juin. A cette époque, le résultat semble bien acquis : on constate cependant, mais d'une façon très intermittente, de l'instabilité et quelques tics. 18 centigrammes ont été administrés sans aucun accident.

## OBSERVATION 80

*(Inédite)*

Clémence P..., quatorze ans et demi, entre le 14 avril 1899 à la clinique, salle Saint-Ferdinand, lit n° 27.

Pas d'antécédents héréditaires.

Jamais de convulsions. A douze ans, rhumatisme articulaire subaigu ayant envahi successivement presque toutes les articulations. En mars 1898, un an après son rhumatisme, l'enfant est atteinte de chorée. Elle est traitée dans le service d'abord par l'antipyrine ; devant l'insuccès de cette médication, on emploie alors la liqueur de Boudin. On obtint au prix des inconvénients habituels de ce traitement, une guérison, sauf la persistance d'un léger tic facial.

La malade entre actuellement pour une récidive. Sa chorée présente une allure électrique, consistant en abaissement brusque de la tête, clignement des yeux. Peu de chose dans les membres. Cependant l'enfant est maladroite dans son travail. Souffle systolique à la pointe.

*Traitement.* —Du 14 avril au 5 mai, on donne le vanadate de soude; on commence à 1 milligramme et on va jusqu'à 6 milligrammes. Aucun changement n'étant survenu, on emploie le beurre arsenical.

| | | |
|---|---|---|
| 9 mai. . . . . . . . . | 0 gr. 005 | d'acide arsénieux |
| 11 — . . . . . . . . . | 0 gr. 010 | — |
| 13 — . . . . . . . . . | 0 gr. 015 | — |
| 15 — . . . . . . . . . | 0 gr. 020 | — |
| 17 — . . . . . . . . . | 0 gr. 025 | — |
| 19 — . . . . . . . . . | 0 gr. 030 | — |
| 21 — . . . . . . . . . | 0 gr. 025 | — |
| 23 — . . . . . . . . . | 0 gr. 020 | — |
| 25 — . . . . . . . . . | 0 gr. 015 | — |
| 27 — . . . . . . . . . | 0 gr. 010 | — |
| 29 — . . . . . . . . . | 0 gr 005 | — |

On n'a un peu d'amélioration que lorsqu'on atteint la dose de 0 gr. 03 par jour A partir de ce jour on constate que les mouvements de la tête sont moins fréquents et moins brusques.

Le 25, très sensible amélioration. La malade ne cligne plus des yeux. Le 29 on constate que les mouvements de la tête ont disparu à peu près définitivement. Le travail assidu et prolongé les réveille cependant mais d'une façon très intermittente.

En somme à la sortie, le 1er juin la guérison peut être considérée comme absolue. La malade a pris 18 centigrammes d'acide arsénieux sans présenter le moindre symptôme d'intoxication.

## OBSERVATION 81

*(Inédite)*

Léontine C..., sept ans, entre le 17 mai 1899 à la clinique, salle Saint-Ferdinand, lit n° 11.

Pas d'antécédents rhumatismaux, héréditaires ni personnels. Elle a eu la variole, la rougeole il y a environ deux ans : opérée pour un spina ventosa du médius de la main droite. Le début de la maladie actuelle remonte à deux semaines ; les mouvements choréiques ont apparu progressivement, sans cause connue. Actuellement, chorée d'intensité moyenne. Les mouvements sont généralisés, sans prédominance unilatérale. La parole est difficile, mais cependant possible ; il en est de même de l'alimentation. La marche est pénible.

*Traitement.* — On institue le traitement par le vanadate, dont on donne successivement, au moins tous les deux jours, 1, 2, 3, 4, 5 et 6 milligrammes.

Action nulle. On constate même plutôt une aggravation dans l'étendue des mouvements. Aussi supprime-t-on le vanadate pour le remplacer le 9 mai par le beurre arsenical.

| | | |
|---|---|---|
| 9 mai. . . . . . . . | 0 gr. 005 | d'acide arsénieux |
| 11 — . . . . . . . . . | 0 gr. 010 | — |
| 13 — . . . . . . . . . | 0 gr. 015 | — |
| 15 — . . . . . . . . . | 0 gr. 020 | — |
| 17 — . . . . . . . . . | 0 gr. 025 | — |

Pendant les huit jours que fut soumise la malade au traitement, aucune amélioration. L'élocution et la préhension des aliments sont toujours restés à peu près impossibles. On a même noté une certaine élévation de température pendant quatre jours. Le 15, 37°7. Le 16, 37° le matin, 37°8 le soir. Le 17, 38°6 le matin, 38°4 le soir. Le 18 au matin 37°7. On ne s'explique pas cette courbe, car la malade qui était seulement au début du traitement, l'avait parfaitement supporté sans présenter le moindre trouble digestif. Le 19 mai, l'enfant quitte le service sur les instances de ses parents. Elle avait absorbé 7 centigr. 5 d'acide arsénieux.

## OBSERVATION 82

(*Inédite*)

Claudine F..., onze ans, entre à la clinique le 15 mai 1899, salle Saint-Ferdinand, lit n° 24.

Antécédents héréditaires nuls.

Rougeole à trois mois. Varicelle à neuf mois ; pas de coqueluche, pas de convulsions, pas de terreurs nocturnes.

En juillet 1898, trois jours après une frayeur, l'enfant fut prise de mouvements involontaires dans le côté gauche d'abord, puis dans le côté droit. Actuellement même, le maximum d'intensité est de ce côté. Ces mouvements sont légers, fugaces ; la face ne présente qu'à de rares intervalles de légères secousses. Les membres supérieurs sont plus atteints que les inférieurs. Au cœur le premier bruit est soufflé. La malade n'a suivi aucun traitement depuis le mois de juillet.

*Traitement*

| | | |
|---|---|---|
| 17 mai. . . . . . . . | 0 gr. 005 | d'acide arsénieux |
| 19 — . . . . . . . . . | 0 gr. 010 | — |
| 21 — . . . . . . . . . | 0 gr. 015 | — |
| 23 — . . . . . . . . . | 0 gr. 020 | — |

| | | |
|---|---|---|
| 25 mai. . . . . . . . . . | 0 gr. 025 | d'acide arsénieux |
| 27 — . . . . . . . . . | 0 gr. 030 | — |
| 29 — . . . . . . . . . | 0 gr. 025 | — |
| 31 — . . . . . . . . . | 0 gr. 020 | — |
| 2 juin. . . . . . . . . . | 0 gr. 015 | — |
| 4 — . . . . . . . . . | 0 gr. 010 | — |
| 6 — . . . . . . . . . | 0 gr. 005 | — |

La chorée, qui dans les premiers jours du traitement était restée stationnaire, est très améliorée à partir du 25 mai. Le 31, la face n'était plus atteinte de mouvements et à la fin du traitement, on ne constatait plus rien au niveau des membres. Guérison complète.

La malade reste en observation du 6 au 25 juin, date de sa sortie, sans reprendre aucun phénomène choréique. Excellent état général. L'appétit a été augmenté au cours du traitement.

La malade a absorbé 18 centigrammes d'acide arsénieux sans le moindre incident.

## OBSERVATION 83

(*Inédite*)

Louise R..., onze ans, entre le 27 mai 1899 à la clinique, salle Saint-Ferdinand, lit n° 10 *bis*.

Pas d'hérédité neuropathique ni rhumatismale.

L'enfant a toujours été nerveuse, mais n'a jamais eu ni convulsions, ni crises, ni terreurs nocturnes. Le 22 mai, sans cause appréciable, on s'aperçut des mouvements insolites de la langue. Le lendemain, le tableau se compléta ; actuellement, mouvements choréiques continus exagérés encore par l'attention. A la face, les muscles des yeux semblent respectés, ceux de la langue et des lèvres les plus atteints, la parole, la préhension des aliments sont impossibles. Les membres sont constamment agités ; la marche est très difficile. Insuffisance mitrale.

*Traitement*

| | | | |
|---|---|---|---|
| 27 mai | . . . . . . . . | 0 gr. 005 | d'acide arsénieux |
| 29 — | . . . . . . . . | 0 gr. 010 | — |
| 31 — | . . . . . . . . | 0 gr. 015 | — |
| 2 juin | . . . . . . . . | 0 gr. 020 | — |
| 4 — | . . . . . . . . | 0 gr. 025 | — |
| 6 — | . . . . . . . . | 0 gr. 030 | — |
| 8 — | . . . . . . . . | 0 gr. 025 | — |
| 10 — | . . . . . . . . | 0 gr. 020 | — |

Le traitement n'a pu être institué complètement, les parents ayant emmené l'enfant. Aussi les résultats n'ont-ils pas été complets : à partir du 6 juin cependant, on avait noté une certaine amélioration. L'enfant mangeait plus facilement et s'exprimait mieux. Les mouvements des membres inférieurs restaient à peu près les mêmes et la marche était encore bien difficile. L'enfant a absorbé 0 gr. 15 d'acide arsénieux sans présenter le moindre symptôme d'intoxication.

## OBSERVATION 84

(*Inédite*)

Berthe N..., neuf ans, entre le 12 juin 1899 à la clinique, salle Saint-Ferdinand, lit n° 17 *bis*.

Pas d'antécédents héréditaires neuro-arthritiques.

Personnellement, rougeole à cinq ans. Jamais de rhumatisme.

Il y a un an, première atteinte de chorée à la suite d'une frayeur : elle fut améliorée par l'hydrothérapie. Sans cause connue, les mouvements choréiques ont réapparu insensiblement depuis deux mois.

Ils atteignent surtout les membres et sont notamment appréciables à l'occasion des mouvements volontaires ; la parole n'est embarrassée que de temps en temps. On perçoit au cœur un rythme à trois temps très net.

*Traitement*

| | | |
|---|---|---|
| 12 juin. . . . . . . . . | 0 gr. 005 | d'acide arsénieux. |
| 14 — . . . . . . . . | 0 gr. 010 | — |
| 16 — . . . . . . . . | 0 gr. 015 | — |
| 18 — . . . . . . . . | 0 gr. 020 | — |
| 20 — . . . . . . . . | 0 gr. 025 | — |
| 22 — . . . . . . . . | 0 gr. 030 | — |
| 24 — . . . . . . . . | 0 gr. 025 | — |
| 26 — . . . . . . . . | 0 gr. 020 | — |
| 28 — . . . . . . . . | 0 gr. 015 | — |
| 30 — . . . . . . . . | 0 gr. 010 | — |
| 2 juillet. . . . . . . | 0 gr. 005 | — |

Peu de changement dans l'état de la malade du 12 au 22 juin. Ce n'est qu'à partir de cette époque que se manifeste de l'amélioration ; à partir de ce moment, en six jours, on obtint une notable diminution de l'agitation choréique ; les mouvements volontaires redeviennent réguliers. Le 30 juin, avant la cessation du traitement, guérison absolue.

La malade a absorbé 18 centigrammes d'acide arsénieux sans incident.

## OBSERVATION 85

(*Inédite*).

Andrée E..., neuf ans, entre le 12 juin 1899 à la clinique, salle Saint-Ferdinand, lit n° 10 *bis*.

Aucun antécédent héréditaire ni personnel.

Il y a un an, première atteinte de chorée occasionnée par une frayeur : elle dura six mois et fut traitée par l'antipyrine.

Les mouvements ont reparu il y a un mois et demi, avec tous les caractères des mouvements choréiques. Ils ont leur maximum d'intensité au niveau du cou et des membres supérieurs; aux membres inférieurs, ils ne sont pas continus et ne gênent guère la marche.

*Traitement*

| | | | |
|---|---|---|---|
| 12 juin | . . . . . . . . | 0 gr. 005 | d'acide arsénieux |
| 14 — | . . . . . . . . | 0 gr. 010 | — |
| 16 — | . . . . . . . . | 0 gr. 015 | — |
| 18 — | . . . . . . . . | 0 gr. 020 | — |
| 20 — | . . . . . . . . | 0 gr. 025 | — |
| 22 — | . . . . . . . . | 0 gr. 030 | — |
| 24 — | . . . . . . . . | 0 gr. 025 | — |
| 26 — | . . . . . . . . | 0 gr. 020 | — |
| 28 — | . . . . . . . . | 0 gr. 015 | — |
| 30 — | . . . . . . . . | 0 gr. 010 | — |
| 1er juillet | . . . . . . . | 0 gr. 005 | — |

Le traitement commencé le 12 juin reste à peu près sans effet jusqu'au 20. A cette époque, légère amélioration. L'alimentation est rendue plus facile à cause de la diminution des mouvements du cou. Le 26 juin, les membres supérieurs sont moins agités. Le 27, la malade mange seule. Les légers mouvements des membres inférieurs ont disparu. A la cessation du traitement, on obtient une guérison complète. Aucun trouble digestif pendant le traitement. L'enfant a absorbé 18 centigrammes d'acide arsénieux.

## OBSERVATION 86

*(Inédite)*

Françoise P..., sept ans et demi, entre le 12 juillet 1899 à la clinique, salle Saint-Ferdinand, lit n° 10 *bis*.

Antécédents héréditaires nuls.

On note la rougeole et la coqueluche à quatre ans. Jamais de convulsions ni de rhumatisme. Il y a dix jours, sans cause connue, l'enfant se mit à faire des grimaces et à devenir maladroite. Les mouvements involontaires se sont généralisés et ont augmenté progressivement.

A l'entrée, ils sont généralisés à tout le corps. La face est grimaçante, le cou sans cesse agité ainsi que les membres. Contractions fréquentes des muscles de la langue : la malade ne peut s'alimenter seule. La parole est difficile.

*Traitement*

| | | |
|---|---|---|
| 13 juillet . . . . . . . | 0 gr. 005 | d'acide arsénieux |
| 15 — . . . . . . . . | 0 gr. 010 | — |
| 17 — . . . . . . . . | 0 gr. 015 | — |
| 19 — . . . . . . . . | 0 gr. 020 | — |
| 21 — . . . . . . . . | 0 gr. 025 | — |
| 23 — . . . . . . . . | 0 gr. 030 | — |
| 25 — . . . . . . . . | 0 gr. 025 | — |
| 27 — . . . . . . . . | 0 gr. 020 | — |
| 29 — . . . . . . . . | 0 gr. 015 | — |
| 31 — . . . . . . . . | 0 gr. 010 | — |
| 1er août . . . . . . . | 0 gr. 005 | — |

Les quatre premières doses n'amènent pas une amélioration notable dans l'état de la malade. A partir du 23, sensibles résultats. La parole est moins saccadée ; la malade peut exécuter plus régulièrement les mouvements volontaires; le 25, elle arrive à manger seule. Enfin la démarche est moins sautillante.

A la fin du traitement, la guérison est complètement obtenue avec 0 gr. 18 d'acide arsénieux. Aucun incident durant son ingestion.

## OBSERVATION 87

*(Inédite)*

Marie I..., onze ans et demi, entre le 26 juillet 1899 à la clinique, salle Saint-Ferdinand. Pas d'antécédents héréditaires.

A l'âge de six ans, première atteinte de chorée pendant un mois.

Il y a six semaines, modifications du caractère sans cause connue; puis on constate des troubles de la parole; ils furent bientôt suivis de mouvements choréiques qu'on constate actuellement; ils sont généralisés à la face, au cou et aux quatre membres; cependant ils sont manifestement exagérés au niveau du membre supérieur droit.

*Traitement*

| | | |
|---|---|---|
| 28 juillet . . . . . . . . | 0 gr. 005 | d'acide arsénieux |
| 30 — . . . . . . . . | 0 gr. 010 | — |
| 1er août . . . . . . . . | 0 gr. 015 | — |
| 3 — . . . . . . . . | 0 gr. 020 | — |
| 5 — . . . . . . . . | 0 gr. 025 | — |
| 7 — . . . . . . . . | 0 gr. 030 | — |
| 9 — . . . . . . . . | 0 gr. 025 | — |
| 11 — . . . . . . . . | 0 gr. 020 | — |
| 13 — . . . . . . . . | 0 gr. 015 | — |
| 15 — . . . . . . . . | 0 gr. 010 | — |
| 17 — . . . . . . . . | 0 gr. 005 | — |

Nous n'avons assisté au traitement que jusqu'au 31 juillet. Les deux premières doses furent très bien tolérées, mais n'amenèrent aucune modification. L'observation porte qu'on obtint une amélioration notable qui commença le 9 août et s'accentua jusqu'à la fin du traitement où on obtint une guérison complète. Aucun incident n'est signalé au cours de l'ingestion de ces 0 gr. 18 d'acide arsénieux.

## OBSERVATION 88

*(Inédite)*

G... Marguerite, quatre ans, entre le 27 septembre 1899 à la clinique, salle Saint-Ferdinand, lit n°38 *bis*.

Rien à signaler dans les antécédents héréditaires.

Une coqueluche à l'âge de deux ans ; bonne santé habituelle, de temps à autre, incontinence nocturne d'urines.

Début de la chorée en mars 1899. Elle entre pour cette affection en avril 1899 dans le service. On constate une chorée assez intense ; les mouvements sont généralisés ; l'enfant ne peut rester un moment au repos. La parole et l'alimentation sont difficiles. La malade est alors traitée par le vanadate de soude ; elle quitte le service le 27 avril, très améliorée sinon complètement guérie.

Le 2 juin, elle rentre pour une récidive de sa chorée qui s'est manifestée à nouveau depuis huit jours avec les mêmes caractères d'intensité que la première fois. On institue alors le traitement par le beurre arsenical de la façon suivante :

| | | |
|---|---|---|
| 12 juin....... | 0 gr. 005 | d'acide arsénieux |
| 14 — ....... | 0 gr. 010 | — |
| 16 — ....... | 0 gr. 015 | — |
| 18 — ....... | 0 gr. 020 | — |
| 20 — ....... | 0 gr. 025 | — |
| 22 — ....... | 0 gr. 030 | — |

A partir du 20 on constate une certaine amélioration dans la chorée qui jusqu'à ce jour n'avait pas été modifiée. Mais à la même époque la malade est prise de toux légère, de coryza ; les conjonctives sont rouges. On ne constate pas de piqueté du voile du palais ; la malade n'a pas de fièvre. On cesse le traitement. Les jours suivants apparaît une éruption rubéolique très nette : L'enfant passe aux rougeoles. Quand elle en sort le 20 juillet, la chorée est restée améliorée, mais non complètement guérie.



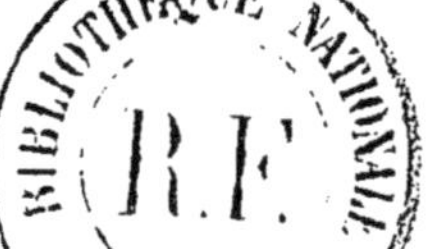

Quinze jours après la sortie, les mouvements choréiques réapparaissaient pour la troisième fois et atteignaient progressivement leur intensité première. La malade rentre dans le service le 27 septembre, reste alors soumise au traitement par le beurre arsenical qu'on prescrit de la façon suivante :

| | | | |
|---|---|---|---|
| 28 | septembre . . . | 0 gr. 005 | d'acide arsénieux |
| 30 | — . . . . | 0 gr. 010 | — |
| 1er | octobre . . . | 0 gr. 015 | — |
| 3 | — . . . | 0 gr. 020 | — |
| 5 | — . . . | 0 gr. 025 | — |
| 7 | — . . . | 0 gr. 030 | — |
| 9 | — . . . | 0 gr. 025 | — |
| 11 | — . . | 0 gr. 020 | — |
| 13 | — . . . | 0 gr. 015 | — |
| 15 | — . . . | 0 gr. 010 | — |
| 17 | — . . . | 0 gr. 005 | — |

Amélioration notable à partir du 7 octobre. La parole et l'alimentation redeviennent normales ; les mouvements diminuent graduellement pendant la fin du traitement. Le 15 octobre la malade était dans un état normal. On la maintient en observation jusqu'au 28 octobre où elle quitte le service complètement guérie.

Aucun trouble n'a été observé au cours de la médication.

## OBSERVATION 89

(*Inédite*)

L..., Claudia, quatorze ans et demi, entre le 30 septembre 1899 à la clinique, salle Saint-Ferdinand, lit n° 18.

Aucun antécédent héréditaire ni personnel. Il y a environ trois mois l'enfant, qui est élevée dans un pensionnat, présenta ses premiers mouvements choréiques sans cause appréciable.

Aucun cas de chorée n'avait été observé au préalable dans le milieu où vivait l'enfant.

Les mouvements ont augmenté graduellement jusqu'à maintenant. À l'entrée on constate une chorée assez peu intense : les mouvements ne sont pas continus ; ils sont surtout marqués quand on attire sur eux l'attention de la malade. La tête est immebile ainsi que le tronc. Les membres supérieurs sont agités d'une façon irrégulière, sans prédominance unilatérale ; ils gênent peu la préhension des aliments. L'agitation des embres inférieurs rend la démarche un peu sautillante.

*Traitement.* — On institue le traitement arsenical de la façon suivante :

| | | |
|---|---|---|
| 4 octobre. . . . | 0 gr. 005 | d'acide arsénieux. |
| 6 — . . . . | 0 gr. 010 | — |
| 8 — . . . . | 0 gr. 015 | — |
| 10 — . . . . | 0 gr. 020 | — |
| 12 — . . . . | 0 gr. 025 | — |
| 14 — . . . . | 0 gr. 030 | — |
| 16 — . . . . | 0 gr. 025 | — |
| 18 — . . . . | 0 gr. 020 | — |
| 20 — . . . . | 0 gr. 015 | — |
| 22 — . . . . | 0 gr. 010 | — |
| 24 — . . . . | 0 gr. 005 | — |

Les symptômes choréiques s'amendent dès le troisième jour du traitement. Quand on atteint 0 gr. 030 ils sont déjà en grande partie disparus. Le 18 octobre la guérison est obtenue ; on continue cependant la descente de la courbe jusqu'au 24. Aucun trouble d'intoxication n'a été observé pendant l'ingestion de ces 0 gr. 18 d'acide arsénieux. L'enfant reste en observation jusqu'au 4 novembre jour où elle quitte le service complètement guérie.

## OBSERVATION 90

(*Inédite*)

C... Annette, douze ans, entre le 4 octobre 1899 à la clinique, salle Saint-Ferdinand, lit n° 19.

Pas d'antécédents héréditaires névropathiques ni rhumatismaux. Personnellement, rougeole à dix-huit mois, scarlatine à cinq ans. Bonne santé habituelle. Au début de juillet dernier, l'enfant un peu surmenée par ses études fut prise de temps en temps de quelques mouvements involontaires dans le membre supérieur droit. Depuis ils se sont rapidement généralisés à l'autre membre supérieur, aux membres inférieurs et à la face.

Actuellement, les mouvements sont intenses surtout quand on examine la malade. Ils rendent difficiles, impossibles parfois la marche, la parole, la préhension des aliments. L'enfant aurait maigri de 5 kilos depuis le début de l'affection.

*Traitement.* — On l'institue de la manière suivante :

| | | |
|---|---|---|
| 6 octobre.... | 0 gr. 005 | d'acide arsénieux |
| 8 — .... | 0 gr. 010 | — |
| 10 — .... | 0 gr. 015 | — |
| 12 — .... | 0 gr. 020 | — |
| 14 — .... | 0 gr. 025 | — |
| 16 — .... | 0 gr. 030 | — |
| 18 — .... | 0 gr. 025 | — |
| 20 — .... | 0 gr. 020 | — |
| 22 — .... | 0 gr. 015 | — |
| 24 — .... | 0 gr. 010 | — |
| 26 — .... | 0 gr. 005 | — |

Les huit premiers jours du traitement n'amenèrent aucune modification notable. A partir du 16, les mouvements de la face et du cou commencent à s'amender. Le 18, l'enfant s'exprime avec plus de facilité. Le 19, les mouvements des membres supérieurs diminuent également. Le 20, la malade parle correctement et s'alimente seule. En même temps, les membres inférieurs sont moins agités, si bien que le 22 la marche était absolument normale; l'état général s'est beaucoup amélioré; l'appétit est considérable, l'augmentation de poids a été de 5 kilos au cours du traitement.

La chorée est complètement guérie le 26 octobre. Aucun signe d'intolérance; l'enfant est maintenue en observation. Nous la revoyons le 20 novembre dans le même état satisfaisant que trois semaines auparavant.

## OBSERVATION 91

(*Inédite*)

B... Jeanne, dix ans et demi, entre le 5 octobre 1899 à la clinique, salle Saint-Ferdinand, lit n° 21.

Le père est bien portant. La mère très nerveuse.

Personnellement, bronchite à deux ans, rougeole à sept ans; jamais de convulsions ni de rhumatismes.

Il y a trois mois, à la suite d'une violente émotion, l'enfant fut prise de mouvements involontaires des membres supérieurs et qui se généralisèrent ensuite à tout le corps.

Actuellement, les mouvements choréiques existent à la face, aux membres supérieurs et inférieurs. Ils sont d'intensité moyenne. Ils gênent sensiblement la marche, la parole, la préhension, la mastication, ces actes ne sont cependant pas rendus impossibles.

*Traitement.* — Les premiers résultats sont obtenus le 16 octobre. La malade agite moins la tête. Les mouvements volontaires sont moins maladroits; l'alimentation en particulier est beaucoup plus facile. Le 20, la marche s'effectue régulièrement. Le 22, les membres supérieurs restent longtemps immobiles; ils sont à de rares intervalles, légèrement secoués. Le

24, la guérison est complète. Le traitement est terminé le 28 octobre et n'a donné lieu à aucun phénomène d'intoxication. L'état général de la malade s'est beaucoup amélioré pendant son séjour dans le service.

| | | |
|---|---|---|
| 8 octobre . . . . | 0 gr. 005 d'acide arsénieux | |
| 10 — . . . . | 0 gr. 010 | — |
| 12 — . . . . | 0 gr. 015 | — |
| 14 — . . . . | 0 gr. 020 | — |
| 16 — . . . . | 0 gr. 025 | — |
| 18 — . . . . | 0 gr. 030 | — |
| 20 — . . . . | 0 gr. 025 | — |
| 22 — . . . . | 0 gr. 020 | — |
| 24 — . . . . | 0 gr. 015 | — |
| 26 — . . . . | 0 gr. 010 | — |
| 28 — . . . . | 0 gr. 005 | — |

## OBSERVATION 92

(*Inédite*)

G..., Marie, quatorze ans, entre le 25 octobre 1899 à la clinique, salle Saint-Ferdinand, lit n° 14.

Pas d'antécédents héréditaires névropathiques ni rhumatismaux.

Dans ses antécédents personnels, on relève une rougeole à trois ans, une coqueluche à trois ans et demi. A l'âge de quatre ans, l'enfant prit une série de crises convulsives qui se répétèrent plusieurs fois par jour pendant huit jours et duraient dix à quinze minutes ; on ne sait si ces crises correspondaient à un état fébrile. En janvier 1897, elle suivit le traitement antirabique pendant dix-huit jours à l'Institut Pasteur de Paris ; rien de particulier dans la suite. L'enfant n'a jamais eu de rhumatismes.

Il y a deux mois, à la suite d'une frayeur, l'enfant devint maladroite ; des mouvements involontaires débutèrent aux membres supérieur et inférieur gauche, d'abord légers, puis de plus en plus forts Ils apparurent à droite il y a environ un mois, à la face il y a huit jours.

L'état actuel date d'une semaine environ ; les mouvements sont généralisés, très intenses et ont tous les caractères des mouvements choréiques. Ils rendent difficiles, mais non impossibles la marche, la préhension des aliments, la mastication, la parole. Les mouvements de la langue et des lèvres produisent de temps à autre des bruits de claquement.

La malade ne peut manger seule.

*Traitement.* — On l'institue le 25 octobre de la façon suivante :

| | | | |
|---|---|---|---|
| 25 | octobre . . . . | 0 gr. 005 | d'acide arsénieux |
| 27 | — . . . . | 0 gr. 010 | — |
| 29 | — . . . . | 0 gr. 015 | — |
| 31 | — . . . . | 0 gr. 020 | — |
| 2 | novembre . . . | 0 gr. 025 | — |
| 4 | — . . . . | 0 gr. 030 | — |
| 6 | — . . . . | 0 gr. 025 | — |
| 8 | — . . . . | 0 gr. 020 | — |
| 10 | — . . . . | 0 gr. 015 | — |
| 12 | — . . . . | 0 gr. 010 | — |
| 14 | — . . . . | 0 gr. 005 | — |

Pendant la première semaine du traitement, l'état reste absolument stationnaire. La première amélioration survint à partir du 4 septembre où on administra 0 gr. 030 d'acide arsénieux ; les grimaces de la face, les mouvements du cou, ceux des lèvres et de la langue furent les premiers amendés. Le 6, les mouvements des membres diminuent d'intensité ; le 7, la malade commence à manger seule ; la parole est plus facile ainsi que la marche qui devient moins saccadée. La disparition graduelle de tous les mouvemeuts choréiques se continue pendant la fin du traitement. La malade a absorbé 0 gr. 18 d'acide arsénieux saas avoir éprouvé aucun trouble digestif. La guérison est complète à la cessation du traitement.

# CONCLUSIONS

I. — L'arsenic à hautes doses constitue un des plus efficaces traitements de la chorée, sinon le meilleur.

II. — Les différents modes d'application de la médication arsenicale, malgré toutes les précautions employées, entraînent toujours avec eux une série d'accidents de gravité variable.

III. — Ces inconvénients sont évités avec l'emploi du beurre arsenical. Il résulte des travaux de Chapuis, que l'arsenic, sous cette forme, s'absorbe très lentement, mais au total, l'absorption paraît se faire presque aussi bien.

En ce qui concerne l'élimination, nos recherches personnelles nous mettent en contradiction absolue avec cet expérimentateur; nous pensons avoir démontré que l'élimination des doses thérapeutiques employées dans le traitement de la chorée est à peu près nulle. Aussi estimons-nous que l'arsenic se localise; mais par suite de son passage préalable à travers la voie lymphatique, de la lenteur de son absorption et de la possibilité (loin toutefois d'être démontrée) de sa combinaison avec la graisse, cette localisation n'entraîne aucun désordre.

IV. — La chorée, dans ces conditions, est guérie comme avec la liqueur de Boudin ou la liqueur de Fowler. Ce résultat est acquis sans complication d'aucune sorte et sans qu'on soit forcé d'astreindre les enfants à l'observation rigoureuse d'une série de pénibles mesures préventives, telles que la diète lactée et l'alitement.

# BIBLIOGRAPHIE


JOHN-A. ADAMS. — *Lancet*, 1894, t. I, p. 332.

BARRS. — *British medical Journal*, 4 février 1893, p. 239, (*Clinical Society of Manchester*).

BEVOR. — *British medical Journal*, 22 janvier 1898 (*Clinical Society of Loudon*).

BOKAI (J.). — *Jahrbuch für Kinderheilkunde*. Leipzig, 1884, n. f. XXI, p. 411-416.

BROUARDEL (G.). — Étude sur l'arsénicisme. Thèse Paris 1897.

CAREW WEBB. — *Lancet*, 23 janvier 1897, p. 245 (*Bradford medico-chirurgical Society*).

CATRIN. — *Société médicale des hôpitaux*, 26 juin 1896.

CHAPUIS. — Contribution à l'étude de l'arsenic associé aux corps gras. Physiologie. Toxicologie. Thèse Lyon 1879.

— Influence des corps gras sur l'absorption de l'arsenic. *Annales d'hygiène publique et de médecine légale*, 1880, troisième série, tome III, p. 411.

CHATIN. — *Comptes rendus de l'Académie des sciences*, t. XXIII

COMBY. — *Médecine moderne*, 26 février 1896. L'Arsenic en médecine infantile.

— *Société médicale des hôpitaux*, 26 juin 1896.

— *Médecine moderne*, 19 août 1896. Traitement de la chorée de Sydenham par l'Arsenic.

— *Bulletin médical*, 30 août 1896.

— *Archives de médecine des enfants*, avril 1899.

COUGNOT. — Traitement de la chorée par l'arsenic à hautes doses. Thèse Paris 1895.

COLMAN. — *British medical Journal*, 22 janvier 1898 (*Clinical Society of London.*

DEL POZO. — Traitement de la chorée par l'arsenic à hautes doses. Thèse de Paris 1898.

FILATOW. — Traitement de la chorée infantile. *Meditzinskoje obosrenie*, n° 1, 1898.

GELLE. — De la valeur de la médication arsenicale dans la chorée. Thèse Paris, 1860.

HUGOUNENQ. — Traité des Poisons.

LANCEREAUX. — *Gazette des Hôpitaux*, 8 et 13 août 1896.

LANNOIS. — Traitement des chorées arythmiques, in Traité de thérapeutique appliquée d'Albert Robin, fascicule XV, p. 294.

LAIRD PEARSON. — *Lancet*, 22 janvier 1898, p. 266 (*Birkenhead medical Society*).

LEWIS (M.-J.). — *Philadelphia pediatric Society*, 12 janvier 1897.

LONG. — Valeur comparative de la médication stibiée et de la médication arsenicale dans le traitement de la chorée. Thèse Paris, 1860.

PAPADAKIS. — Contribution à l'étude de l'intoxication arsenicale. Thèse Paris, 1883.

POMEL — De la médication arsenicale dans le traitement de la chorée. Thèse Paris, 1879.

RAILTON. — *British medical Journal*, 1893, p. 996 (*Clinical Society of Manchester*).

RAYMOND. — Art. Chorée du Diction. encyclop. des sc. méd., t. XXV, p. 508.

SCHREIBER (E.-B.). — *Annales of Gynecology and Pediatry*, février 1899.

SCOLOSUBOFF. — *Gazette médicale*, 1875.

SEMPLE (A.). — *Lancet*. Londres, 1890, t. I, p. 1300.

STENGEL. — *The Philadelphia pediatric Society*, 12 janvier 1897 (*Archives of Pediatrics*, mars 1897, p. 183).

Sutherland. — *British medical Journal*, 22 janvier 1898 (*Clinical Society of London*).

Weill. — De l'apomorphine dans certains troubles nerveux. *Lyon médical*, novembre 1884, n° 48.

Wyss. — *Correspondenz Blatt für Schweitzer Aerzte*, 1890. p. 473.

LYON
Imprimerie A. STORCK et Cie
8, Rue de la Méditerranée

www.ingramcontent.com/pod-product-compliance
Ingram Content Group UK Ltd.
Pitfield, Milton Keynes, MK11 3LW, UK
UKHW012236240726
13966UKWH00003B/1115

9 782012 883802